肿瘤科普大家谈

中国抗癌协会"启航计划"优秀科普作品集(全五册)

主编　田艳涛　刘红　赵勇

分册主编　刘联　宋飞雪

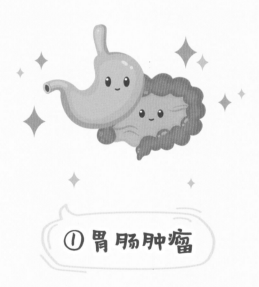

① 胃肠肿瘤

天津出版传媒集团

天津科学技术出版社

图书在版编目（ＣＩＰ）数据

肿瘤科普大家谈 : 中国抗癌协会启航计划优秀科普
作品集 : 全五册 / 田艳涛 , 刘红 , 赵勇主编 . -- 天津 :
天津科学技术出版社 , 2024. 10. -- ISBN 978-7-5742
-2501-5

Ⅰ . R73-49

中国国家版本馆 CIP 数据核字第 2024DG6276 号

肿瘤科普大家谈 : 中国抗癌协会启航计划优秀科普作品集 : 全五册
ZHONGLIU KEPU DAJIA TAN:ZHONGGUO KANG'AI XIEHUI QIHANG JIHUA
YOUXIU ZUOPIN JI:QUAN WU CE

责任编辑：张　卓
责任印制：兰　毅

出　　版：天津出版传媒集团
　　　　　天津科学技术出版社
地　　址：天津市西康路 35 号
邮　　编：300051
电　　话：（022）23332390
网　　址：www.tjkjcbs.com.cn
发　　行：新华书店经销
印　　刷：北京捷迅佳彩印刷有限公司

开本 880*1230 1/32 印张 14.875 字数 324 000
2024 年 10 月第 1 版第 1 次印刷
定价：200.00 元（全五册）

序　言

恶性肿瘤，也就是人们经常提到的"癌症"，已成为威胁人类生命健康的重要疾病。在中国，随着人口老龄化进程的加剧以及不健康生活方式的累积，肿瘤的发病率也在不断增加。对于普通民众而言，肿瘤往往伴随着过度恐惧、误解和无奈。很多人在面对肿瘤时，由于缺乏基本的肿瘤诊治科普知识，要么盲目地恐慌，要么拒绝针对性治疗，最终错过最佳的治疗时机。这一现实使得对肿瘤知识的科学普及变得刻不容缓！

《"健康中国 2030"规划纲要》提出要建立健全健康促进与教育体系，提高健康教育服务能力，从小抓起，普及健康科学知识。加强健康科普教育、倡导健康生活方式，坚持定期健康体检，高危人群参与癌症早筛，是践行健康中国战略目标的重要环节；积极创作肿瘤防治科普作品，加快普及肿瘤防治科普内容，是推进全民预防、科学抗癌，实现"健康中国行动"目标的有效举措！

在此背景下，2023 年由中国抗癌协会、中国抗癌协会科普专委会指导发起了"启航计划"——肿瘤防治健康科普作品征集活动，通过临床肿瘤医生的投稿与遴选，最终选出了乳腺肿瘤、胃肠肿瘤、胸部肿瘤、妇科肿瘤、淋巴血液肿瘤领域的多部优秀科普作品，经校对复核后正式出版。本书由相关领域学科带头人牵头，汇集了大量临床一线肿瘤专家的临床经验、智慧和心血。图书内容严谨、特色突出；语言简洁明了、生动有趣；编写结构新颖，形式活泼，给读者轻松阅读的良好体验，且不失专业领域内的学科深度；有理有据，理论联系实际，使读者一目了然，并能与自身情况相联系，提高读者自我健康管理与常见肿瘤防治的意识，理性识瘤、辨瘤，坦然面对，不盲目恐慌，充分激发科普宣传的主动性和创造性，真正造福广大民众。

在此，感谢所有参与编写的专家、出版发行机构为增强民众防治肿瘤的信心所作的努力，为肿瘤防治临床研究与科普宣教给予的支持、为国家肿瘤防治和健康事业做出的贡献！

支修益

编 委 会

主　编

　　田艳涛　中国医学科学院肿瘤医院

　　刘　红　天津医科大学肿瘤医院

　　赵　勇　中国抗癌协会

妇科肿瘤 分册主编

　　李大鹏　山东省肿瘤医院

　　陈　刚　华中科技大学同济医学院附属同济医院

淋巴肿瘤 分册主编

　　张会来　天津医科大学肿瘤医院

　　俞文娟　浙江大学医学院附属第一医院

乳腺肿瘤 分册主编

　　刘　通　哈尔滨医科大学附属肿瘤医院

　　罗　婷　四川大学华西医院

胃肠肿瘤 分册主编

　　刘　联　山东大学齐鲁医院

　　宋飞雪　兰州大学第二医院

胸部肿瘤 分册主编

　　李　勇　南昌大学第一附属医院

　　苏胜发　贵州医科大学附属肿瘤医院

编　委（按姓氏拼音排序）

徐　俊　　　南通大学附属肿瘤医院

许书倩　　　山东大学齐鲁医院

袁　杰　　　湘西土家族苗族自治州肿瘤医院

杨海祥　　　包头市中心医院

杨盛力　　　华中科技大学同济医学院附属协和医院

杨唯曦　　　贵阳市妇幼保健院

尧阳扬　　　南昌大学第一附属医院

要静妍　　　晋中市第一人民医院

尹如铁　　　四川大学华西第二医院

尹文玮　　　北京大学第三医院

袁姝姝　　　南通大学附属肿瘤医院

张　婧　　　天津市肿瘤医院空港医院

张　静　　　首都医科大学附属北京积水潭医院

张　克　　　青岛市妇女儿童医院

张红焕　　　晋中市第一人民医院

张瑞涛　　　郑州大学第一附属医院

张莹莹　　　山东第一医科大学第一附属医院

赵　毅　　　浙江大学医学院附属第一医院

赵丽凤　　　内蒙古科技大学包头医学院第二附属医院

曾飘容　　　南华大学附属第一医院

曾苗苗　　　兰州大学第一医院

前　言

根据最新的研究，全球每 12 个人中就有 1 人罹患胃肠道肿瘤，每 16 个人中就有 1 人死于胃肠道肿瘤。中国是全球胃癌发病率最高的国家，占全世界 44%。近年来，我国胃肠肿瘤的发病率呈下降趋势，但一半以上的肿瘤仍可归因于可改变的危险因素。因此，积极开展肿瘤科普，尽早提高大众肿瘤预防意识势在必行。

中国抗癌协会肿瘤防治科普专业委员会致力于推动我国肿瘤防治科普事业的发展，组织开展各类肿瘤科普教育活动，开展行业引领工作。2023 年，在中国抗癌协会的指导下，秉承《"健康中国2030"规划纲要》指导精神，专委会组织开展了"启航计划"——健康科普作品征集活动，携手众多临床肿瘤专家，共同参与肿瘤科普内容的创作，并遴选编写《肿瘤科普大家谈——中国抗癌协会启航计划优秀科普作品集》一书。

本册为《胃肠肿瘤》分册，既是胃肠肿瘤相关知识科普的集成，又是一本实用的胃肠肿瘤患教手册，内容涵盖了胃肠肿瘤的各种治疗方式，包括手术治疗（如胃癌的根治性手术、肠癌的切除术等）、化疗、放疗以及新兴的靶向治疗和免疫治疗，从常规的胃镜、肠镜检查，到 CT 扫描、肿瘤标志物检测等，也都有讲述。读者可以了解到每种诊断方法的适用情况、优势和局限性，以便在就医时能够更好地与医生沟通，选择合适的诊断手段。

本书聚焦重点，普及要点，以《中国肿瘤整合诊治技术指南(CACA)》的"防筛诊治康，评扶控护生"为主线，以社会医疗问题和患者健康问题为导向，普及科学合理的规范化治疗方法，推广传播防癌、抗癌新知识，帮助患者树立战胜癌症的信心。希望本书能够对民众，尤其是肿瘤患者及其家属有所帮助，真正做到坦然说癌，科学规范治癌。

我总说，说好活、写好字，就是最好的科普生产力。年轻医生理应成为科普的主力军。当前肿瘤防治的新知识不断涌现，更新迭代成为必然。限于篇幅所限，加之每位作者写作水平和专业有限，书中不可避免存在一些疏漏或不足之处，敬请广大专家、同行不吝指正。

田艳涛

目　录

恶性黑色素瘤，也可来源于肛管直肠？

一位 50 岁的李阿姨（化名），病症为肛门区疼痛 2 个月，间断便血。入院经 CT 检查直肠下段肠壁不规则增厚，最厚处约 3.0cm，侵犯近全周，增强可见不均匀强化，病变浸透外膜，与阴道分界不清，累及肛管肌、肛提肌，考虑恶性。肝、肺可见多发性占位，考虑转移性恶性肿瘤。活检病理为直肠恶性黑色素瘤。

恶性黑色素瘤是黑色素细胞来源的一种高度侵袭性的肿瘤，简称"恶黑"，多发生于皮肤，可由皮肤上的痣或色素斑发生恶变而引起。另外，也可见于黏膜和内脏。黏膜黑色素瘤为亚洲人群黑色素瘤第二大亚型（占 22.6%），包括鼻腔 / 鼻窦 / 鼻咽、口腔、生殖道、食管、泌尿道及直肠肛管。

一、直肠肛管恶性黑色素瘤定义

发生于直肠肛管的恶性黑色素瘤，称之为直肠肛管恶性黑色素瘤，大约占全部黑色素瘤的 0.2%~3%，以老年人多见，男女发病率无明显差异。常见部位

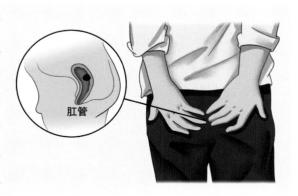

肛管

是肛管，少数发生于肛周皮肤。

黏膜黑色素瘤的生物学行为有别于皮肤黑素色瘤，其更容易侵及血管，出现复发转移以及淋巴结转移。

二、肛管直肠恶性黑色素瘤发病原因

来源于黑色素细胞的恶性病变。在激素代谢失调、化学刺激及高能辐射损伤等因素影响下，使黑色素细胞过度增生及恶变。

三、直肠肛管恶性黑色素瘤临床表现

直肠肛管恶性黑色素瘤首发症状往往没有特异性，一般以便血、肛门疼痛或者肛门肿块等为主诉较为多见，易被误认为痔疮。其次有里急后重及瘙痒等症状，临床呈现为偶然被发现。

（1）脱垂症状：肛门部有暗红色肿块脱出，类似血栓痔嵌顿。早期较小可自行回纳。后渐增大，约核桃大小，便后往往需以手助其回纳。大便时有肿块脱出者占 14%~53%。

（2）便血：因肿瘤位于直肠、肛管，易受粪便摩擦或外伤所致类似痔疮出血。多为新鲜血，有时也为黏液血便或有暗褐色溢液，恶臭味。临床以血便就诊者达 23%~73%。

（3）直肠肛管刺激症状：患者有类似痔疮发作、肛门坠胀不适、排便习惯改变、常有排便不尽感，有时出现腹泻、便秘交替，甚至发生排便受阻肛门疼痛，多系肿瘤已侵犯肛门括约肌。

（4）局部可见突起肿块：外形似伞，蒂短而宽，或结节状，有时呈菜花状，大部呈紫黑色或褐黑色。

四、直肠肛管恶性黑色素瘤的诊断

主要是依靠临床表现、肛门指检、相关辅助检查以及病理诊断，病理结果是诊断的金标准。

（1）直肠指诊：临床应用广泛，通过指诊可以初步判定肛管及直肠下端有无肿物，若有肿物可粗略判断肿物的大小、质地、活动度及与肠壁的关系。

（2）电子结肠镜检查：结肠镜检查可发现病灶，确定病灶位置、大小、性状，可以夹取局部组织行病理检查，肠镜检查对此病的诊断起关键性作用。

（3）病理检查：病理诊断为恶性黑色素瘤的金标准。

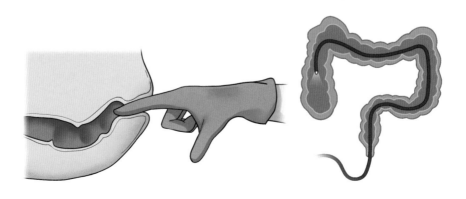

五、直肠肛管恶性黑色素瘤如何治疗

治疗应根据具体情况选择手术方式。对于可手术切除的 I、II、III 期直肠肛管黏膜恶性黑色素瘤，如一般情况较好，经腹会阴联合切除加双侧腹股沟淋巴结清扫术能更加彻底切除直肠、肛管及边缘的癌肿，清除肠系膜淋巴结及腹股沟淋巴结的转移病灶，降低局部复发率。如能确定病灶局限、无浸润，无远处转移，也可选择局部广泛切除。手术治疗后辅以化疗、放疗及免疫治疗，降低复发风险。

不可手术切除或转移性的黏膜黑色素瘤，可根据基因检测结果选择相应靶向治疗，比如 BRAF V600E 突变、NRAS 突变、CKIT 突变。除外，药物治疗选择以化疗、免疫检查点抑制剂及抗血管生成药物为主。

六、直肠肛管恶性黑色素瘤预后

直肠肛管恶性黑色素瘤是一种少见且预后极差的肿瘤，治疗敏感性差，生存率低，具有很强的侵袭性和转移性，且临床极易误诊。很多人误以为是痔疮而延误治疗。

因此，出现直肠刺激症状、肛周不适时一定要及时就诊，防患于未然，否则一旦疾病进展或误诊，最终会影响生存预后。

（蒙燕）

晚期胃癌的临床表现和晚期胃癌的治疗策略

胃癌早期的症状并不明显，常常会被误认为胃部疾病，患者不去医院查看，一旦拖到了晚期，就会错过最佳的治疗时机，而且晚期治疗起来非常困难，如果治疗方案选择不合适，会严重影响患者的生存期，那胃癌晚期都会出现哪些症状呢？

胃癌晚期会出现的症状之一：患者出现贫血和日渐消瘦的情况

胃癌大部分患者在晚期的时候，体重会越来越轻，患者都会很消瘦，每个患者的体重下降数量不尽相同，有的患者一开始的时候会短期内瘦 3 公斤以上，往后会越来越多，有的可能会瘦 5 公斤以上，因为无法摄入营养，患者还会伴有贫血、四肢无力。

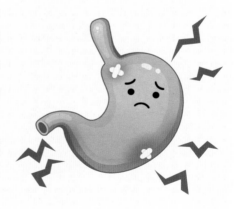

胃癌晚期会出现的症状之二：长时间的上腹疼痛症状

胃癌到了晚期的时候，这时患者会出现上腹部疼痛的症状，而且

此症状会持续很长时间，无论
怎么治疗，症状都无法缓解。
每个患者表现出来的疼痛症状
是不一样的，特别在饮食过后，
疼痛会逐渐加重，还有部分患
者会出现恶心、呕吐、饱胀、
吞咽困难等症状。

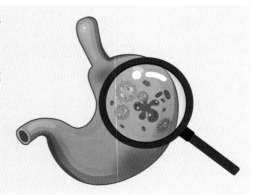

胃癌晚期会出现症状之三：各个部位出现转移

　　胃癌患者晚期会出现癌细胞向各个部位转移的现象，癌细胞会转移至胰腺、肝脏、淋巴以及横结肠等部位，在后期癌细胞会通过血液转移至肝、肺、脑、骨骼、卵巢等处，转移的部位不同，表现出来的症状也不相同，晚期患者还会出现呕血、黑便或大便有血等症状。

　　经研究发现，胃癌早期症状和普通胃病很相似，所以患者只要发现不对劲，千万不要觉得忍一忍就算了，一定要去医院进行检查，别等到出现上述三种症状的时候再去检查，可能就晚了。

　　近年来，虽然胃癌的发病率逐年降低，但仍然是我国发病和死亡风险较高的恶性肿瘤之一。根据 WHO 最新数据，2020 年我国胃癌新发病例有 47.9 万例之多。

　　并且，由于早期胃癌症状不典型等原因，约 30%~40% 的胃癌患者确诊时已是无法根治的晚期胃癌，此时，根治性手术无法施展拳脚，治疗变得尤为棘手。

那么，究竟什么是"晚期胃癌"？"晚期胃癌"应该如何治疗？

TNM 分期：胃癌病程的"站点"

胃癌的演变是一场从"无"到"有"的旅程，这段旅程本质上并没有清晰的节点。然而，不同的疾病阶段有不同的治疗方案，为了更精准地指导胃癌的治疗，患者应首先了解自己的 TNM 分期。

它好比胃癌演变旅程中的一个个站点，划分了疾病的各个阶段，是病友们接受治疗之前必须参与的评估。目前，应用较为广泛的为 TNM 分期。

1.T（原发肿瘤）

T 是指肿瘤原发灶浸润胃壁的深度。胃部肿瘤大多起源于胃壁最内的黏膜层，而随着生长进程逐渐向外入侵，最终穿透胃壁，甚至侵犯邻近结构。

其中，T3、T4 期中的"邻近结构"包括以下几种：脾脏、横结肠、肝脏、横膈膜、胰腺、腹壁、肾上腺、肾脏、小肠和腹膜后腔。

同时，十二指肠或食管壁内浸润不认为是邻近结构侵犯，但浸润的最大深度为分期的依据。

而根据肿瘤入侵胃壁深度由浅到深，可将其分为 T0~T4，如下图所示。

T Category	T Criteria
TX	原发肿瘤不能评估
T0	原发肿瘤无证据
Tis	原位癌：上皮内肿瘤未侵犯固有层，高级别不典型增生
T1	Tumor 侵犯固有层，粘膜肌层或粘膜下层
T1a	Tumor 侵犯固有层或粘膜肌层
T1b	Tumor 侵犯粘膜下层
T2	Tumor 侵犯固有肌层
T3	Tumor 穿透浆膜下结缔组织，但未侵犯脏层腹膜或邻近结构
T4	Tumor 侵犯浆膜（脏层腹膜）或邻近结构
T4a	Tumor 侵犯浆膜（脏层腹膜）
T4b	Tumor 侵犯邻近结构

2.N（区域淋巴结）

N 是指胃周围淋巴结转移的个数。胃的周围存在着多组淋巴结，当肿瘤生长到一定程度，便有可能侵犯淋巴管，顺着淋巴液转移至淋巴结中，即发生"区域淋巴结转移"。

随着肿瘤的不断生长，将会出现越来越多的区域淋巴结转移。根据区域淋巴结转移个数由少到多，可以将其分为 N0~N3，如下图所示。

N Category	N Criteria
NX	区域淋巴结不能评估
N0	无区域淋巴结转移
N1	1 or 2 个区域淋巴结转移
N2	3 to 6 个区域淋巴结转移
N3	≥7 个区域淋巴结转移
N3a	7 to 15
N3b	≥16

3.M（远处转移）

M 是指胃癌是否发生远处转移。具体可分为 M0（无远处转移）以及 M1（有远处转移），如下图所示。

M Category	M Criteria
M0	无远处转移
M1	远处转移

TNM 分期是决定肿瘤预后的重要因素，患者在接受治疗之前需要进行全面的检查以明确 T、N、M 分期。

如下图所示，根据不同的 T、N、M 分期组合，临床上将其分为 4 期，从 I 期到 IV 期，相对而言，胃癌的分期越晚，治疗效果越差。

Clinical (cTNM)				
T/M	N0	N1	N2	N3
T1	I	IIA	IIA	IIA
T2	I	IIA	IIA	IIA
T3	IIB	III	III	III
T4a	IIB	III	III	III
T4b	IVA	IVA	IVA	IVA
M1	IVB	IVB	IVB	IVB

医生所说的"晚期胃癌"，即是指伴有不可切除因素的局部进展期胃癌（IV a）和伴有远处转移的胃癌（IV b）。

晚期胃癌的综合治疗

目前，对于无手术根治机会或转移性胃癌患者，公认应采取以全身抗肿瘤药物治疗为主的综合治疗。

若人群选择得当，姑息手术、放射治疗、射频消融、腹腔灌注及动脉介入栓塞灌注等局部治疗手段，也有助于延长生存期和提高生活质量。

其中，抗肿瘤药物治疗以化疗、靶向治疗、免疫治疗为主。

1. 化疗

化疗是利用化学合成药物杀伤肿瘤、抑制肿瘤细胞生长的一种治疗方法，是晚期胃癌综合治疗的有力武器之一。研究表明，接受了系统性化疗的晚期胃癌患者相比未经治疗的晚期胃癌患者，生存期得到了显著延长。

不过，尽管化疗对晚期胃癌具有一定的疗效，但由于肿瘤细胞与正常细胞之间并无根本性的代谢差异，因此，所有的化疗药物都可以不同程度地损伤正常的细胞，从而出现各种令患者"头疼"的副作用，比如恶心、呕吐、脱发等。

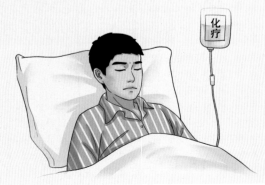

2. 靶向治疗

靶向治疗是以肿瘤细胞的标志性分子为靶点，通过使用阻断剂干预细胞发生癌变的环节，如抑制肿瘤细胞增殖、抑制肿瘤血管生成等，进而达到治疗肿瘤的目的。

与化疗不同的是靶向治疗就像一把"神奇的手枪"，可以精准地瞄准各个靶点，准确地消灭肿瘤细胞。

目前，我国进入临床实践的靶向药物主要为针对 HER2 靶点以及 VEGF 靶点的药物。研究证实，对初治 HER2 阳性的晚期转移性胃癌患者，靶向治疗联合化疗相较于单纯化疗可以提高有效率和增加生存获益。

3. 免疫治疗

与化疗和靶向治疗从外界向肿瘤施加压力不同，免疫治疗通过提高患者自身免疫系统来阻止和抑制恶性肿瘤的生长。

在多项临床研究中，免疫疗法已被证实在晚期胃癌的治疗中具有显著的疗效，由于单药免疫治疗的应答率相对较低，目前联合治疗策略正在成为免疫治疗临床研究的主流趋势。

以化疗联合免疫治疗为例，一方面化疗可通过增强肿瘤细胞免疫原性和对免疫杀伤的敏感性等机制增强肿瘤免疫应答，另一方面免疫治疗也能通过增强抗肿瘤的免疫反应提高患者对化疗的敏感性。因此，二者联合治疗成为目前晚期胃癌研究的热点。

综合 CACA 指南和 NCCN 指南，PD-1 抑制剂联合化疗已成为晚期转移性胃癌患者的一线治疗选择。

尽管大部分晚期胃癌患者失去了手术切除机会，但随着全身抗肿瘤药物的不断发展，综合治疗手段仍为延长患者的生存期、提高生活质量提供了强有力的保障。

晚期胃癌并非"绝症"，相信随着研究的不断深入，终有一天晚期胃癌患者也能实现"治愈"的美好愿景！

（曾苗苗）

幽门螺杆菌与胃癌

幽门螺杆菌属于胃癌的高危因素，胃癌的发生发展是多步骤、多基因、多因素的过程。目前全球约有 20 亿人群患有幽门螺杆菌感染，由该菌感染演变成胃癌患者的人数不到 1%。感染者需根据自身是否存在胃癌家族史、难治性溃疡及相关消化道症状进行综合判断。所以感染幽门螺杆菌和胃癌不能画等号。

一、什么是幽门螺杆菌？

幽门螺杆菌是革兰氏阴性杆菌，微需氧，常寄生在胃粘膜、胃粘膜下面，产生的多种致病因子损害胃黏膜。幽门螺旋的感染可能与胃炎、胃溃疡、胃癌、胃黏膜相关淋巴瘤、突发性血小板减少性紫癜等疾病的发生有关。幽门螺杆菌感染以后的症状主要有嗳气、腹胀、腹痛等，幽门螺杆菌的治疗主要是服药根治幽门螺杆菌。

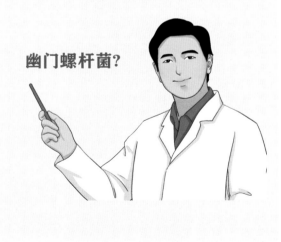

幽门螺杆菌？

二、幽门螺杆菌与疾病的关系

1. 幽门螺杆菌与慢性胃炎

慢性胃炎的发病因素较多，幽门螺杆菌感染是其主要病因，主要机制有以下两方面。（1）幽门螺杆菌在酸碱缓冲机制的保护下

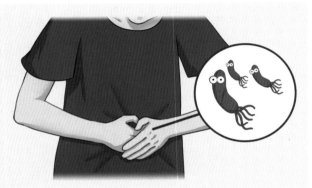

穿过黏液层移动酸碱度相对中性的胃黏膜表面，与上皮细胞的特异性受体结合后分泌以中性粒细胞为首的炎症细胞和炎性因子，从而形成促炎环境。在炎症发生过程中，中性粒细胞在清除幽门螺杆菌时会产生自由基，但幽门螺杆菌分泌的超氧化物歧化酶、过氧化氢酶等能够清除自由基，从而免于自由基的攻击，导致自由基仅对胃黏膜构成损害。（2）有些幽门螺杆菌菌株具有空泡毒素，可导致上皮细胞的空泡损害，促进胃黏膜炎症形成。

2. 幽门螺杆菌与消化性溃疡

消化性溃疡主要指胃溃疡和十二指肠球部溃疡，幽门螺杆菌是消化性溃疡的主要病因。清除幽门螺杆菌有助于溃疡的愈合，显著降低消化性溃疡的复发。幽门螺杆菌经口进入胃内，部分可被胃酸杀

灭，部分则附着于胃窦部黏液层，依靠其鞭毛穿过黏液层，定居于黏液层与胃窦黏膜上皮细胞表面。

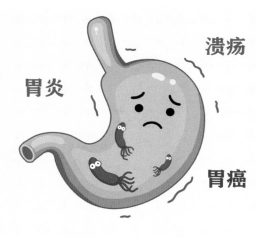

聪明的幽门螺杆菌一方面躲过了胃酸的杀菌作用，另一方面躲过了机体的免疫系统。它们产生的尿素酶可分解尿素，产生的氨可中和反渗入黏液内的胃酸，形成有利于自身定居和繁殖的环境，使感染慢性化，引起胃黏膜炎症，从而发展为消化性溃疡。

3. 幽门螺杆菌与胃癌

幽门螺杆菌已被 WHO 癌症研究机构归为 1 类致癌原。幽门螺杆菌是胃癌的始动因子，幽门螺杆菌感染先引起胃黏膜的炎性改变，其毒力因子可损伤胃黏膜细胞，长期慢性炎症会导致胃黏膜向胃癌演化。胃癌的发生史：胃黏膜—非萎缩性胃炎—萎缩性胃炎—胃上皮化生—非典型增生—胃癌。有专家认为，根除幽门螺杆菌能够减缓胃癌癌前病变的发展。幽门螺杆菌感染导致胃癌的发生是一个多因素多步骤的过程，因此还需要进一步研究来表明它们之间的关系。

4. 幽门螺杆菌与胃 MALT 淋巴瘤

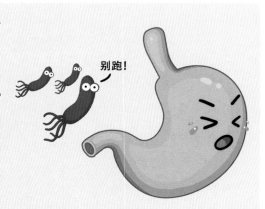

别跑！

胃 MALT 淋巴瘤发病率占胃恶性肿瘤的 1% ~ 5%，其来源为正常淋巴组织边缘带的 B 淋巴细胞。胃 MALT 淋巴瘤的发生发展和幽门螺杆菌感染有很大关系，胃黏膜感染幽门螺杆菌后，其毒素和菌体代谢产物刺激胃黏膜中的 T 淋巴细胞和巨噬细胞，后者产生各种细胞因子，这些细胞因子激活 B 淋巴细胞并使其增生，不断刺激和促进肿瘤性淋巴滤泡增殖，形成胃 MALT 淋巴瘤。此外，幽门螺杆菌诱发中性粒细胞产生氧自由基，后者引起 DNA 损伤，导致基因突变形成淋巴瘤。

三、远离幽门螺杆菌

1. 避免家庭性感染

远离幽门螺杆菌，首先应避免家庭性感染。家庭成员之间使用的餐具、生活用品最好分开使用，避免病从口入。

2. 保持口腔健康

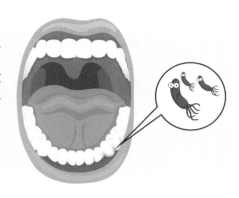

幽门螺杆菌感染者一般有口臭等口腔问题。所以应注意早晚坚持刷牙并及时清洁牙菌斑等口腔问题，这是远离幽门螺杆菌的基础。

3. 避免吃生的食物、喝生水

大量研究已证实，幽门螺杆菌可在自来水中存活 4~10 天，而在河水中存活长达三年。远离幽门螺杆菌要避免吃生的食物，喝生水。

4. 餐具的定期消毒

家庭使用的餐具器皿，需要定期消毒，刮痕严重的餐具最好及时更换。使用消毒柜，温度达到 125 度就能杀死大部分的病菌。

（徐俊）

大肠癌：早诊早治效果好

"我明天就要出院了，非常感谢医护人员这么多天的帮助"。70岁的王大伯，给科室送了两副手写的对联，一点都看不出，数天前，他刚刚接受了一场大肠癌切除手术。

王大伯因为大便次数增多，肛门排气增多，大便中带血，多次来到医院就诊，也做了一些血检，都没什么问题，但大伯的粪便的检查结果显示大便隐血，这引起了医生的注意，在医生的强烈要求下，王大伯才同意做个肠镜。

直肠乙状结肠交界的位置有个小番茄大小的肿瘤，菜花样，考虑是结肠癌。这个结果对一向身体不错的王大伯来说，简直就是晴天霹雳。王大伯不肯相信，原本他还不想做肠镜的，没想到一查出来就是这个结果，他年轻时靠着好身体和老婆一起打拼，带大了孩子，如今孩子已成家立业，还有了下一代，怎么突然就遇到了这么大一个"拦路虎"。

"您别太担心，我们先做检查，从目前的肠镜报告来看，肠癌应该分期还早，预后还是蛮好的，肠癌和其他一些恶性程度比较高的肿瘤不一样，目前的治疗方式非常多，而且有很多晚期的患者治疗效果都不错，何况是您这种情况。发现得早是好事！"医生耐心地向他解释。

"我一听到得癌，整个人感觉精神就不好了，年纪大了，不知不觉就得了癌症，就觉得被宣判了死刑，再怎么哭也没用了，这个时候医生能这么耐心地跟我们讲，还安慰我，告诉我可以治的，就好像把我从悬崖边上拉上来一样。"王大伯说。

王大伯办理了预住院手续，很快就完善了所有检查，的确如医生的预料，他的肿瘤分期还是比较早的，入院后医师团队为王大伯进行了结肠癌切除和淋巴结清扫手术，手术非常顺利。

成功的手术是第一步，术后的护理对患者的恢复也起到至关重要的作用。在护理团队精心护理下，王大伯术后恢复良好，很快就进食流质食物，下床行走，引流管拔除地也很顺利。

近年来，结直肠癌发病人数在不断增加，而且出现年轻化趋势，除了家族遗传史外，这和大家不良生活习惯息息相关。像熬夜，抽烟喝酒，高热量、高脂肪的饮食，缺乏运动，膳食纤维摄入量不足，这都是结直肠癌的诱发因素。

在消化道恶性肿瘤里，其实结直肠癌并不"凶恶"。但很多人发现后却治疗效果不佳，这是因为早期结直肠癌往往没有明显症状，等到出现腹痛、恶心、便血等症状时，往往可能已经发展到晚期。

除了大家所了解的戒烟戒酒，饮食不要吃得太油腻，还建议要多运动，控制体重。养成定期体检的习惯。大便隐血是结直肠癌的一个重要筛查标准，这个检查无创伤，费用低，随到随做。如果大便隐血阳性，且超过 40 岁，家族中有人被确诊为胃癌、肠癌等消化道肿瘤的人群，建议提早进行胃肠镜筛查。大部分结直肠癌是从良性息肉腺瘤逐渐演变过来的，积极体检可以早发现，早治疗，这也是最好的预防方式。初级预防是一个长期任务，大家要继续努力！

肠癌是如何形成的?

　　结肠癌和直肠癌统称大肠癌。大肠是消化系统的一部分。它的主要功能是透过吸收水分和营养完成食物的消化过程,排出剩余废物。

　　肠癌的形成通常源于两个方面。一个是从肠壁细胞生成,另一个是从肠息肉演变而来。大多数肠息肉为良性且无害,但有些可能发生癌变。通常,50 岁以上的人群为大肠癌的高发人群,但其他年龄的人也可能发病,不可忽视。大肠癌的普查和早期诊断非常重要,决定生存率和术后生存质量。如果早期发现,治愈率可达 90%!

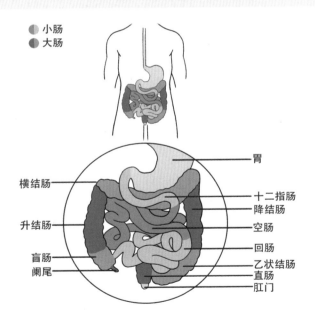

1. 什么原因导致大肠癌？

大肠癌发病的确切原因尚不清楚。但研究表明，一些高风险因素容易诱发肠癌，包括以下几种因素。

（1）年龄：大多数肠癌患者超过 50 岁，且风险随年龄增长而增加。

（2）肠息肉：肠内有大量息肉的人群。

（3）肠道疾病：患有慢性炎症性肠道疾病（例如克罗恩氏病或溃疡性结肠炎）的人的风险显著增加，尤其是患肠道疾病八年以上的人群。

（4）生活方式：摄入大量红肉或香肠，火腿等加工肉类，饮酒和吸烟的人群。

（5）家族史：家族直系亲属有肠癌病史。

（6）其他疾病：一些患有卵巢癌或子宫内膜癌的人群。

（7）罕见的遗传疾病：少数肠癌与遗传基因有关。

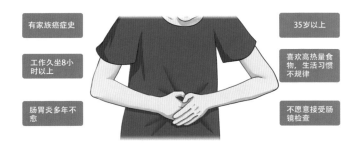

肠癌发病病因

有家族癌症史

工作久坐8小时以上

肠胃炎多年不愈

35岁以上

喜欢高热量食物，生活习惯不规律

不愿意接受肠镜检查

2. 大肠癌会遗传吗？

如果您的一个或多个直系家庭成员（例如父母或兄弟姐妹）患有肠癌，则可能会增加患病风险。如果他们在 55 岁之前被诊断出肠癌，或者在家人中有两个或多个近亲患有肠癌，您将被化为高危人群，患癌风险高于普通人群 5 倍。其他癌症的家族病史，例如子宫内膜癌也可能增加患肠癌的风险。约有 5%~6% 的人因为遗传基因缺陷增加了患肠癌的风险。

家庭遗传疾病主要两种

（1）家族性腺瘤性息肉病（FAP），这种情况导致数百个息肉在肠内形成。如果不清除这些息肉，它们可能会癌变。

（2）林奇综合征（Lynch syndrome），它是由基因突变（错配修复）引起的家族遗传性疾病。携带这种基因，会大大增加罹患大肠癌以及其他癌症的风险。

3. 大肠癌有什么症状？

- 排便习惯改变，腹泻，便秘或总感觉排空不完全
- 排便稀薄，不成形
- 便血
- 腹痛，腹胀
- 肛门或直肠疼痛
- 无明显原因突然消瘦
- 经常感觉很疲劳

- 无法解释的贫血

大便隐血检查，如果属于高危人群，需要结肠镜检查。

- 定期体检
- 血液学检验（肿瘤标志物）
- 大便隐血试验
- 电子结肠镜检查
- 钡灌肠（一种 X 射线检查）
- CT 扫描
- MRI 扫描
- PET 扫描
- 直肠内超声检查

确定癌细胞扩散的程度称为分期。癌症分期可以帮助医生选择最佳治疗方案。

癌症分期是根据组织活检，病理细胞检查而确定的。一般使用 TNM 的国际分期系统。

T—指肿瘤尺寸，反映原发肿瘤的大小和 / 或侵入程度。

N—描述癌症是否已扩散到淋巴结，反映癌细胞是否已经转移到区域淋巴结及转移的程度。

M—描述癌症是否已扩散到身体另一部位（转移），反映癌细胞是否存在远处转移（如肝脏、肺、腹膜等）。

7. 大肠癌的治疗方法有哪些?

早期肠癌的治疗

· 手术：早期肠癌的主要治疗方法是手术，包括原发病灶的切除和区域淋巴结清扫。

· 放射疗法：放射治疗通常在手术前用于局部晚期直肠癌，并且可以与化学疗法联合使用以缩小肿瘤大小和浸润范围。

· 辅助化疗：直肠癌或结肠癌手术后，Ⅱ / Ⅲ期患者建议化疗，旨在降低癌症复发的风险。

晚期肠癌的治疗

· 全身治疗：晚期肠癌的全身治疗使用的药物会通过血流进入全身癌细胞。全身治疗可包括化学疗法、靶向疗法和免疫疗法。

· 手术：如果癌症已经扩散到身体的其他部位，并引起肠梗阻或肠穿孔等严重并发症，则需要手术进行治疗。

姑息治疗

· 姑息治疗旨在通过缓解癌症症状而不是治愈癌症来改善患者的生活质量。

· 除减缓肠癌的扩散外，姑息治疗还可以缓解疼痛并帮助管理其他症状。治疗可能包括放射疗法，化学疗法或其他药物疗法。

8. 如何降低患大肠癌的风险？

· 早期检查，50~74 岁人群，每两年进行一次体检筛查。高危人群每年一次结肠镜检查。

· 戒烟、减少饮酒。

· 保持适量的运动，保持健康的体重。

· 减少加工肉类的食用。

· 饮食要健康，多吃全麦面和膳食纤维。

（王金海）

肠癌知识小课堂，早筛早检早预防

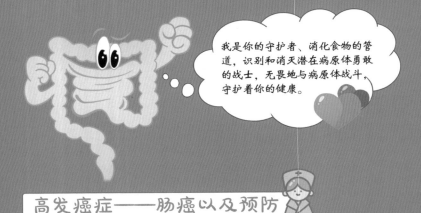

我是你的守护者、消化食物的管道，识别和消灭潜在病原体勇敢的战士，无畏地与病原体战斗，守护着你的健康。

高发癌症——肠癌以及预防

在中国，结直肠癌发病率增长迅速。据WHO国际癌症研究机构（IARC）数据，2020年，平均每1分钟就有1人确诊结直肠癌，每2分钟就有1人因肠癌去世。因此，加强宣传教育、早期筛查和改善生活方式对降低肠癌发病率有着重要意义。

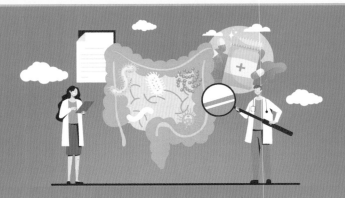

肠癌是遗传性最强的高发癌症之一，同时也与生活方式有关。随着年龄的增长，几乎人人都可能患有不同程度的肠道疾病，肠癌的发病风险从40岁开始升高，有些人在30多岁的时候可能就已经出现了肠癌的癌前病变。有相关数据显示：早期结直肠癌治疗后5年生存率高达90%。而晚期结直肠癌，因错失手术良机，治疗后5年生存率仅有12%。

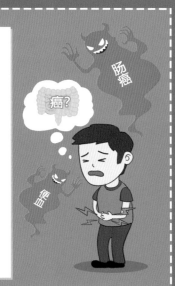

结直肠癌有明确的癌前病变阶段（如息肉、腺瘤），从癌前病变发展到癌需要5-10年的时间，只要抓住这个时间窗口，就能早期发现肠癌!因此，早期筛查对肠癌至关重要!

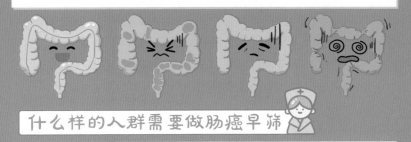

什么样的人群需要做肠癌早筛

1.出现不明原因的消化道症状，如不明原因的便血、大便次数增多、不明原因的便秘、腹泻、贫血以及不明原因的消瘦、腹痛、粘液脓便血、大便变细、腹部出现肿块，或者有直系亲属中有肠癌患者的人群。

2.曾经患有慢性肠炎、痢疾、腹泻、便秘，或者进行过阑尾炎、胆囊手术的人群。针对肠癌的早期筛查项目包括粪便隐血试验和结肠镜检查。这些筛查方法可以帮助早期发现肠癌病变，提供更好的治疗机会和预后。

● 对于普通人群，建议从 45 岁开始进行肠镜检查，每年进行一次。

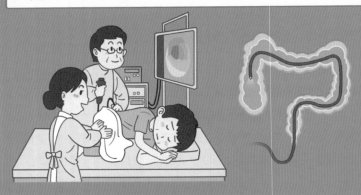

● 而对于高危人群，例如有结直肠癌家族史、肠道疾病史、吸烟饮酒史、不良饮食习惯(如食用过量的红肉和加工肉制品)等，应该更早地进行肠镜检查。

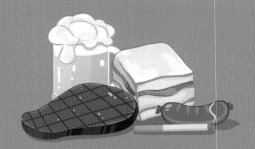

通过早期筛查，可以更早地发现肠癌前期病变或早期肿瘤，提供更好的治疗机会和预后。同时，我们也要加强对肠癌的认识和意识，特别是了解与肠癌相关的风险因素，如不良的生活方式、肠道疾病史、家族肠癌史等。

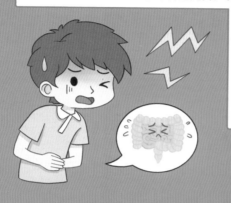

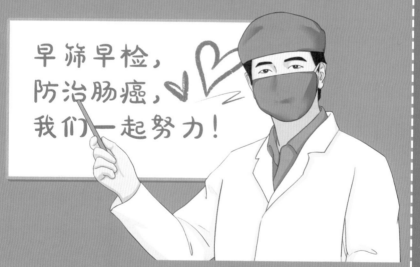

（彭雯）

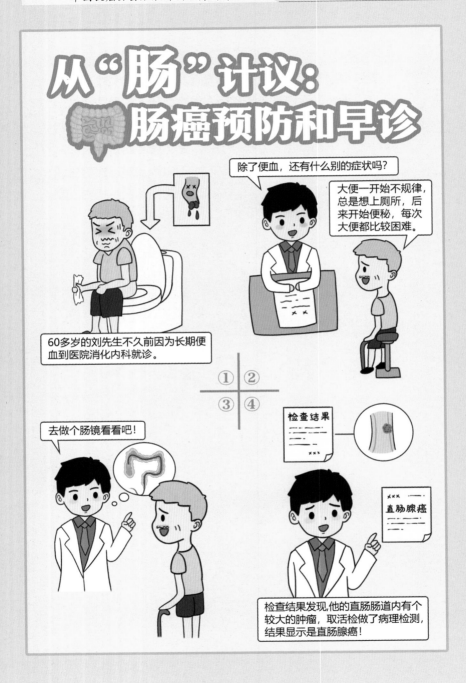

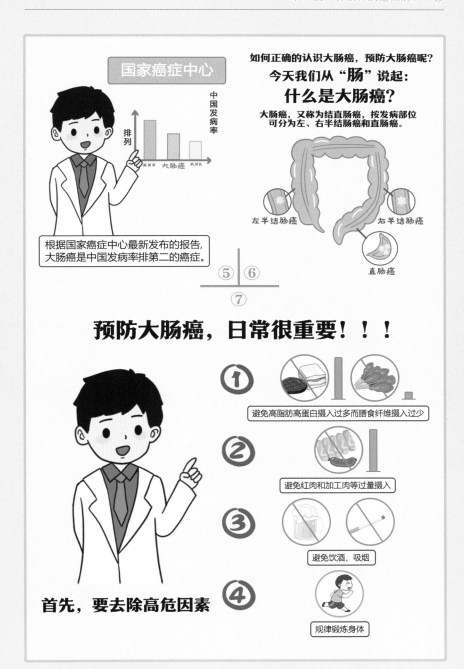

国家癌症中心

中国发病率

排列

大肠癌

如何正确的认识大肠癌，预防大肠癌呢？

今天我们从"肠"说起：

什么是大肠癌？

大肠癌，又称为结直肠癌，按发病部位可分为左、右半结肠癌和直肠癌。

左半结肠癌

右半结肠癌

直肠癌

根据国家癌症中心最新发布的报告，大肠癌是中国发病率排第二的癌症。

⑤ ⑥

⑦

预防大肠癌，日常很重要！！！

① 避免高脂肪高蛋白摄入过多而膳食纤维摄入过少

② 避免红肉和加工肉等过量摄入

③ 避免饮酒、吸烟

④ 规律锻炼身体

首先，要去除高危因素

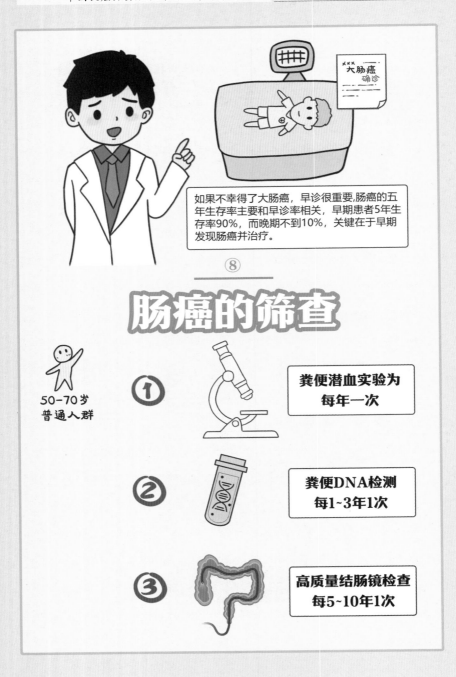

如果不幸得了大肠癌，早诊很重要,肠癌的五年生存率主要和早诊率相关，早期患者5年生存率90%，而晚期不到10%，关键在于早期发现肠癌并治疗。

⑧

肠癌的筛查

50~70岁
普通人群

① 粪便潜血实验为每年一次

② 粪便DNA检测每1~3年1次

③ 高质量结肠镜检查每5~10年1次

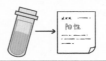

具有以下一项者可视为高危人群

年龄≥40岁
高危人群

① 免疫法粪便隐血试验阳性

②

一级亲属有结直肠癌病史;
(一级亲属指的是父母、子女以及同父母的兄弟姐妹)

③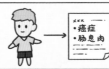

本人有癌症史或肠息肉史

④

  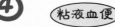 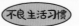

同时具有以下两项及两项以上者:
慢性便秘、慢性腹泻、粘液血便、不良生活习惯史、慢性阑尾炎史。

**关爱自己，从"肠"计议，
早预防、早发现、早治疗。**

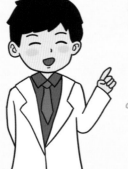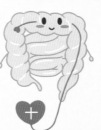

健康的生活方式是预防肠癌的最佳策略,结直肠癌的筛查宜早不宜晚。

（陈唯唯）

33

与肿瘤敌人的一场放疗战役
一图读懂放射治疗那些事

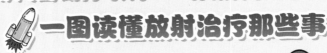

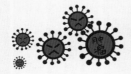

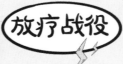

患者

放疗和化疗的不同

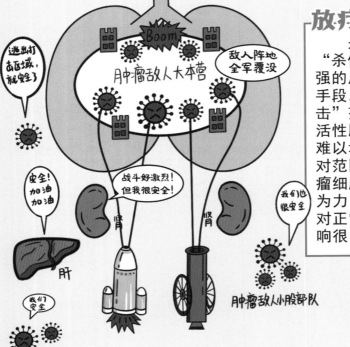

放疗

　　是一种"杀伤力"极强的局部治疗手段，在"打击"范围内的活性肿瘤细胞难以幸存，但对范围外的肿瘤细胞就无能为力了。放疗对正常器官影响很小。

化疗

是一种"杀伤力"有限的全身治疗手段，对全身的肿瘤细胞都有"杀伤"作用，但一些肿瘤细胞因拥有先天或后天耐药"技能"可以从化疗中存活下来。化疗对正常器官功能有不同程度损害。

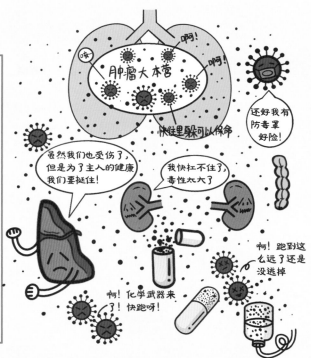

早期放疗与现代精确放疗的不同

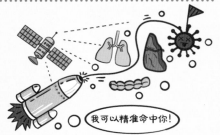

早期放疗因设备技术限制很难做到精确打击，从而导致大家对早期放疗有疗效有限，副反应重的不良印象。

现代精确放疗凭借先进的设备和技术可以实施毫米级精确打击，放疗疗效得到显著提高，副反应显著降低。

如何实施精确放疗

①CT模拟定位

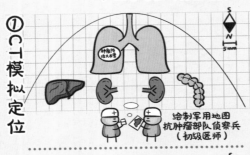

绘制军用地图
抗肿瘤部队侦察兵
（初级医师）

CT模拟定位：通过CT扫描建立一个包含肿瘤病灶及周围正常组织器官结构的数字化图像。犹如绘制一张，包括敌我双方所在区域的军用地图。

②靶区勾画

标清敌我
抗肿瘤部队长官
（高级医师）

靶区勾画：在上述数字化图像上勾画肿瘤病灶及重要的正常器官组织，标清敌我。

③放疗处方剂量及危及器官限量

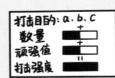

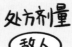

处方剂量

敌人

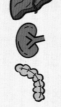

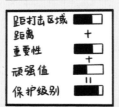

限制剂量

我方

抗肿瘤部队长官（高级医师）

处方剂量及危及器官限量是放疗医师考量诸多因素后，给出的对肿瘤放疗的剂量强度和周围正常器官的剂量限制要求。

④放疗计划设计

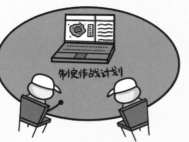

放疗计划设计：根据上述要求由"放射物理师"用专门的软件设计放疗计划。

抗肿瘤部队作战参谋
（放疗物理师）

⑤复位、摆位

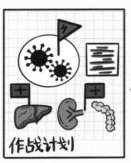

匹配无误，计划可执行
抗肿瘤部队长官（高级医师）

⑥放疗实施

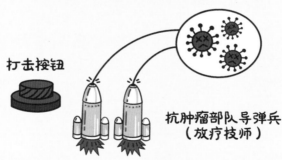

放疗医师通过相应设备，核实放疗计划是否可以在放疗设备上准确实施，核实达到要求后方可实施放疗。

⑦放疗中图像引导、质量控制和验证

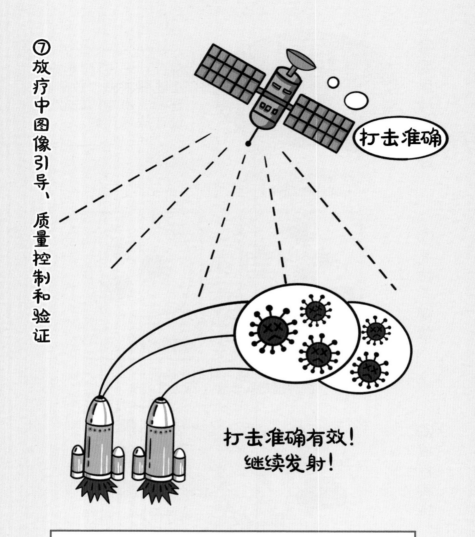

打击准确

打击准确有效！
继续发射！

在放疗过程中通过一系列设备技术保证放疗的准确性和有效性。

（王刚）

吃出来的癌症

食管癌

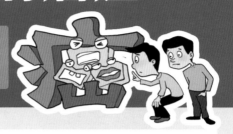

今天跟大家聊一聊食管癌在吃方面的一些学问和讲究。我们有时候说食管癌就是"穷人"吃出来的毛病，你可别不信，下面我举几个例子，看看是不是这么回事。

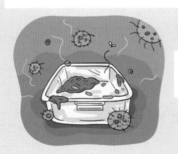

剩的饭菜扔掉太可惜，拿出来热一热，杀杀菌继续吃。

实在太饿了，狼吞虎咽容易造成对食管的损伤。

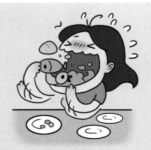

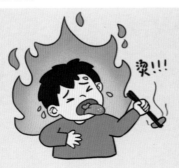

趁热乎吃。

吃点煎饼，烧饼，咱们的家乡特产有嚼劲。

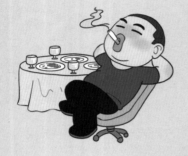

酒足饭饱再来跟烟，赛过活神仙，酒后催吐容易损伤食管。

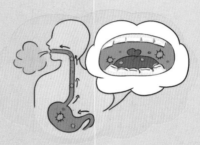

刷什么牙，费劲。

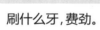

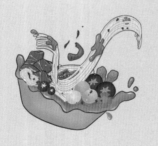

吃点麻辣烫，倍爽。

那么我们应该怎么吃预防呢？

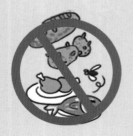

不吃剩饭剩菜

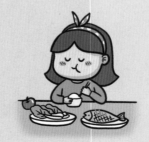

细嚼慢咽

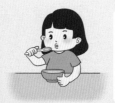 不吃烫嘴食物 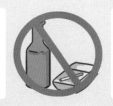 禁烟禁酒 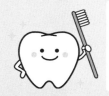 口腔清洁

得了食管癌，该怎么吃，吃什么？

要根据不同症状，不同时期的食管癌选择不同形状的食物

1. 早期没有吞咽梗阻感什么都可以吃。

2. 出现吞咽梗阻感以半流质食物如烂面条，肉泥，糊糊或者流质如高汤，营养粉。

3. 吞咽困难、吃完很快吐出来时需要挂营养瓶支持治疗。

如何解决吃不下的问题？是否越早放支架越好？

答案是否定的，一般状况好还是需要积极治疗的，一旦过早放支架，患者会感到不舒服，另外支架可能会移位导致再次出现无法进食，放完支架后后续治疗比如放疗会有些影响，有的资料显示放完支架后放疗会导致食管穿孔发生率增加。

食管癌手术后的病人怎么吃？

食管癌手术后的病人往往伴随着一些问题，大部分不是肿瘤导致的，而是手术后的改变。比如术后出现返流，不能平躺，往往药物治疗效果不明显，这时需要把床垫高成一个斜面，吃完后不要马上躺下，多活动活动，少食多餐，吃的食物也不要太稀。另外术后仍有梗阻感，这可能是手术后吻合口的狭窄导致，需要就诊专业医师，排除肿瘤复发，这时可以吃一些馒头，或者进行吻合口扩张术。还有的患者吃完肚子疼，但是吃稀的，固体食物反而不疼，这种情况下就要相应调整饮食了。

食管癌这个吃出来的病，在吃上还是大有学问，民以食为天，预防食管癌吃对最关键！

（张莹莹）

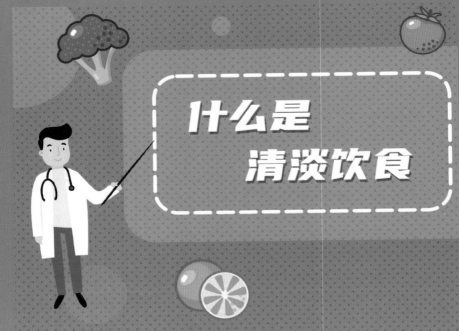

什么是
清淡饮食

相信大家对医院这个场景非常熟悉

甚至亲身经历

胃口不好?

医护人员说你要清淡饮食

放化疗吃不下?

医护人员说你要清淡饮食

大手术后?

医护人员说你要清淡饮食

然后，我们经常看到

一碗白米粥、清水面条、白馒头

搭配一两个青菜的组合

很多人认为这就是清淡饮食的标配

其实不然

那么当医护人员说清淡饮食的时候

清淡饮食是啥意思呢?

什么是清淡饮食？

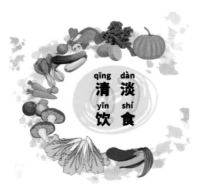

真正的清淡饮食是指在膳食平衡、营养合理的前提下，口味偏于清淡的饮食方式。让我们来厘清以下三个认识的误区。

误区一：
清淡饮食 = 素食、不吃肉

医生口中的"清淡饮食"是建立在营养均衡的基础上。长期不合理的素食只会招来营养不良甚至更严重的后果。在素食中，只有豆类蛋白质较高，其他食物中蛋白质含量均很低，且吸收利用率低。如果长期素食不吃肉往往会造成蛋白质摄入不足。而蛋白质是保证机体健康的重要营养素，蛋白质不足往往会让我们肌肉丢失，免疫力下降，带来诸多的健康问题。而且我们人体需要的铁、维生素B12也是在动物性食物中更多，如果摄入不足往往会导致贫血。另外，吃素饱腹感不强，往往会另外摄入大量主食，更容易导致糖尿病、脂肪肝、肥胖这类慢性病。

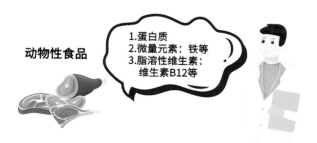

动物性食品

1.蛋白质
2.微量元素：铁等
3.脂溶性维生素：
　维生素B12等

误区二：
清淡饮食 = 油盐不进

所谓清淡饮食，"清"不代表无油，"淡"也不是无盐，只是控制油盐糖的摄入量，而并非不吃。油脂中含有我们人体必不可少的必需脂肪酸，除此之外油脂摄入不足还会造成脂溶性维生素的缺乏。而长期盐摄入过少，会引起很多生理功能的紊乱，如肌肉无力、神经倦怠……过分控制盐分的摄入还可能对心心脏造成损伤。所以油盐必不可少，适量是关键。

误区三：
清淡饮食 = 多吃粗粮

医生口中的清淡饮食是指荤素搭配，粗细混合。粗粮含有较多膳食纤维，虽然对慢性病有一定的预防作用，却不适合肠胃功能比较脆弱的小孩和老年人,而且过多粗纤维的摄入还可能影响矿物质的吸收。尤其是对于胃肠道术后的患者，粗杂粮更不能随意吃，应在医师、营养师的指导下循序渐进调整进食。

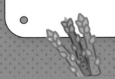

清淡饮食到底怎么吃？

清淡饮食并不是单纯的清粥小菜，而是在食物多样化的基础上，合理搭配营养，将动物性食物、食用油和盐限制在合理范围内，避免过多使用辛辣调味品。

食物多样化，合理搭配

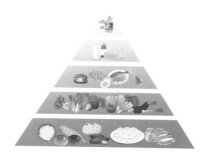

《中国居民膳食指南(2022)》明确指出，每天的膳食应包括谷薯类、蔬菜水果类、畜禽鱼蛋奶类、大豆坚果类等食物，平均每天摄入12种以上食物，每周25种以上。清淡饮食应该做到食物多样化，包括尽量全面的食材，谷类、薯类、蔬菜、水果、豆制品、畜禽肉、蛋类、水产品等。建议动物性食物每天120克~200克，每天一个鸡蛋，每周至少两次水产品。主食应粗细搭配，副食应荤素搭配，品种丰富，这样才能保证身体的全面营养。

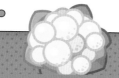

清淡饮食烹调方式

清淡饮食的关键就是合理的烹调。要尽量做到少油，可以多选烹调油的摄入量要控制在每人25克~30克。可以用带有刻度的控油壶来控制油的摄入。避免油炸、油煎食物，油炸食品口感好，香味足，容易过量食用造成能量过剩。此外，反复高温油炸会产生多种有害物质，可对人体造成危害。而食盐除了每天要控制在5克以内，少吃腊肉、腌菜、咸鱼、咸蛋、香肠、腐乳等食物，更是要避免隐形盐的过多摄入，比如酱油、黄豆酱、鸡精、沙拉等调味品，还有众多高钠的加工食品。简单来说，可以多选择蒸、煮、炖、氽、拌等方法烹调食物，避免油煎、油炸、熏烤等方法烹调食物，调味要做到少盐、少糖、少辣。做对了医生说的"清淡饮食"才能不给身体添乱，同时更有效保证机体的全面营养。

（杨盛力）

缉癌"警察"的告白

"癌"是人类最敏感的词汇,许多人都谈"癌"色变。癌细胞又是怎样形成的呢?缉癌"警察"又叫免疫细胞,又是怎么严厉打击"犯罪分子"——癌细胞呢?让我们通过漫画的形式来正确认识它们。

"犯罪分子"——癌细胞初识

姓名:癌细胞

职业:"杀人犯"

外表:外形多样、无规则生长、大小不等

出没地:人类全身上下

特性:无限增殖,分裂次数没有上限;接触抑制现象丧失,癌细胞的接触不会抑制癌细胞增殖;细胞间的粘着性降低,在体内容易分散和转移。

一、细胞"黑化"的形成

正常细胞之所以"黑化"是因为长期受到辐射、化学、物理等因素的不良刺激,其次还受到遗传基因、病毒感染、熬夜、抽烟、酗酒等因素的影响。正常细胞的基因发生多次突变就可能导致细胞癌变"黑化"。

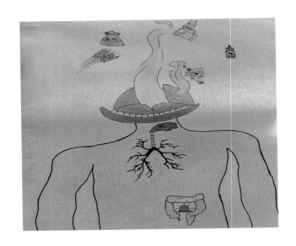

缉癌"警察"免疫细胞有绝招，它们的"纠察队"精准"狙击"携带肿瘤的高危群体，绝对不会放过任何一个逃逸的癌细胞，即便癌细胞逃进血液，免疫细胞也可通过血管壁奔赴"战场"消灭肿瘤细胞使癌细胞无法扩散。

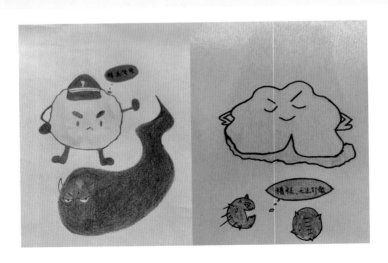

二、抗癌"三板斧"——手术、放疗、化疗

如今我们有最主要的抗癌"三板斧"——手术切除肿瘤、放射治疗精准照射癌细胞和化学治疗阻止癌细胞生长和转移，形成了综合的肿瘤治疗模式。想要远离癌症，就要从科学认识癌症开始，让我们不再谈"癌"色变。

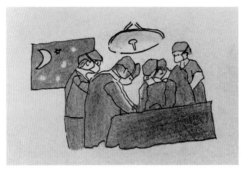

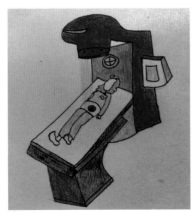
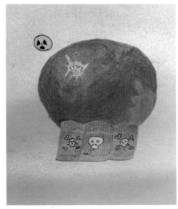

患癌主要由基因决定，癌症晚期等于没救，放化疗一定掉头发，

得了癌症等于宣告死亡，癌症可以自然治愈，这些都是错误认知。癌症不是绝症而是慢性病，1/3 以上的癌症是可以预防的。

三、防癌攻略

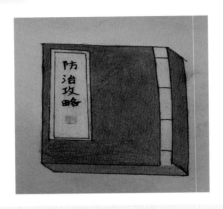

我们要学会科学的预防癌症，改变不健康的生活方式，戒烟限酒、平衡膳食、适量运动降低癌症的发生，按时去做规范的防癌体检。早诊早治，有家族遗传史的定期做好筛查，"预防"才是王道！

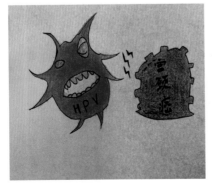

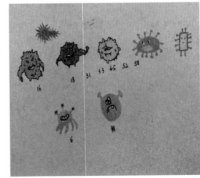

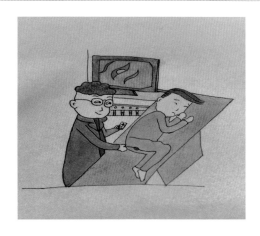

1. 各年龄阶段防癌重点

· 30 岁后筛查：乳房学会自检、有性生活女性两年筛查一次宫颈癌。

· 40 岁以后筛查：胃癌、烟民重点筛查肺癌。

· 50 岁以后筛查：结直肠癌和前列腺癌。

2. 改变不良的生活习惯

抽烟、酗酒、肥胖、缺乏运动、熬夜、会使自身的机体免疫力下降，抵抗外来刺激能力降低，合理饮食、适度锻炼、避免过劳、摄取的食物不可过烫。

3. 密切关注致癌因素

癌症不会传染，但与癌症密切相关的细菌（如幽门螺杆菌）和病毒（人乳头状病毒、肝炎病毒、EB 病毒）等会传染，保持个人卫生和健康生活方式可有效预防这类癌症。

4. 接种疫苗预防部分癌症

接种 HPV 疫苗可预防宫颈癌、阴茎癌、口腔癌、肛门癌；接种乙肝疫苗可预防乙型肝炎病毒。

5. 远离身边致癌物质

避免食用霉变食物，少食油炸、腌制品，避免甲醛、黄曲霉素、亚硝酸盐的摄入。

6. 早期症状不容忽视

密切关注身体发出的信号，出现症状立即就医。例如不明原因的发热、身体浅表部位出现异常包块、大便性状改变带血、吞咽哽噎感、鼻出血、听力异常、血尿、白斑增大、黑痣增大变色、消化异常、体重进行性消瘦应及时到医院就诊。

7. 及早个性化体检

大部分癌症是外界致癌物质和人体相互作用的结果，越早干预，预防效果越好，提早制定个体化的体检项目，做到早诊早治。

8. 保持良好的心态

良好的心态是一切疾病的良药，保持乐观情绪。

最后呼吁大家：早筛查、早诊治，才能让"犯罪分子"癌细胞无处可逃！

（马立双）

肿瘤患者必看：干货总结关于升白针的 8 个常见问题

相信大家对升白针都不陌生，抗癌治疗中经常会出现白细胞下降的问题，这时候就需要用到升白针了。那么升白针应该如何使用？一出现白细胞下降就得打吗？长效升白针和短效升白针哪一种更适合我？想必大家对升白针有一些类似的疑惑，下面我们就来回答 8 个关于升白针的常见问题。

1. 什么是升白针？

简单地说，升白针就是可以提升白细胞数量的针剂。临床上我们常常使用升白针来应对放化疗后白细胞严重缺乏的问题。升白针的有效成分是重组人粒细胞集落刺激因子，它可以刺激骨髓造血细胞生成白细胞，从而达到升白的目的。

2. 短效升白针 vs 长效升白针

根据药效的持续时间，升白针可以分为短效升白针和长效升白针。

短效升白针

即"重组人粒细胞集落刺激因子（rhG-CSF）"。顾名思义，短效升白针效果持续时间短，一般为 2~3 天左右，之后需要复查血常规，如果复查结果不好，那么还需要继续打。

长效升白针

即"聚乙二醇化重组人粒细胞集落刺激因子（PEG-rhG-CSF）"。打一针长效升白针可以维持14 天左右的效果，化疗结束后 1~2 天注射一次即可，不需要频繁注射。

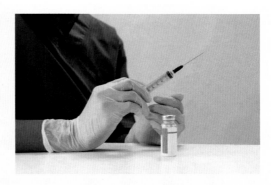

短效升白针维持时间短，价格便宜，但需要多次注射；长效升白针维持时间长，注射一次即可，但价格比较昂贵，常用于预防性升白治疗。

3. 什么时候治疗性使用升白针？

很多患者以为只要白细胞出现下降就需要使用升白针，其实不是这样。理论上说，由化疗引起的白细胞 / 中性粒细胞减少，必然会在一段时间后自行恢复正常。打升白针的目的是为了缩短白细胞缺乏的持续时间，以减少并发症的风险。

临床上根据世界卫生组织抗癌药物急性及亚急性毒性反应分级标准，对应不同的骨髓抑制级别，我们将采取不同的处理办法。

WHO 骨髓抑制分级表

分级指标	白细胞(10^9/L)	粒细胞(10^9/L)	血小板(10^9/L)	血红蛋白(g/L)
0 级	≥4	≥2	≥100	≥110
Ⅰ级	3.9-3.0	1.9-1.5	99-75	109-95
Ⅱ级	2.9-2.0	1.4-1.0	74-50	94-80
Ⅲ级	1.9-1.0	0.9-0.5	49-25	79-65
Ⅳ级	<1.0	<0.5	<25	<65

Ⅰ级骨髓抑制：不需要特殊处理，密切观察即可。

Ⅱ级骨髓抑制：观察患者有无发烧或感染，若无异常可继续观察。

Ⅲ级 ~ Ⅳ级骨髓抑制：属于严重不良反应，必须打升白针。

请注意，如果患者在上个化疗周期出现过由 2 级减少到 3 级的情况，那么再次化疗时，出现 2 级骨髓抑制就应该打升白针，保证顺利完成化疗。还有一些年老体弱的患者，或合并基础疾病、机体代偿能力差的患者，考虑到一旦感染可能造成严重的后果，也应尽早给予升白针。

4. 什么时候预防性使用升白针？

不推荐所有患者预防性使用升白针，综合 CACA 指南和 NCCN 指南，预防性升白的使用应视化疗方案的风险程度而定。

高风险化疗方案

建议在疗程之初就给予升白治疗（如胃癌化疗使用的三药方案：多西他赛 + 顺铂 + 氟尿嘧啶）。

中风险化疗方案

应根据患者情况考虑是否预防性升白（如 mFOLFOX6 方案：伊立替康 / 顺铂；表柔比星 + 顺铂 +5– 氟尿嘧啶 / 卡培他滨）。

如果患者符合以下条件中的任意一项，建议预防性升白治疗。

既往接受过放疗 / 化疗；发生过持续性中性粒细胞减少；肿瘤侵犯骨髓；近期有手术或开放性伤口；肝肾功能异常；65 岁以上接受全剂量化疗；既往发生过发热性中性粒细胞缺乏；恶性血液淋巴系统疾病；慢性免疫抑制如 HIV；营养 / 体能状态差。

低风险化疗方案

一般不需要预防性升白。但在每个化疗疗程之后都应该重新评估血常规，考虑是否需要升白治疗。

5. 什么时候用长效升白针?

预防性应用

前一个化疗周期中患者出现Ⅱ级骨髓抑制,则下一个化疗周期可考虑预防性使用长效升白针;

身体素质差、年龄较大的患者,为了避免白细胞下降引起严重并发症,也可预防性使用长效升白针;

近期有手术或开放性伤口的患者,预防性使用长效升白针,以减少感染风险;

高风险化疗方案的患者,可预防性使用长效升白针。

治疗性应用

对于接受预防性使用长效升白针的患者出现粒细胞减少及缺乏症后,应继续使用长效升白针进行治疗。

对于未接受预防性升白的患者,若存在不良因素应考虑使用长效升白针治疗,不良因素包括:重度中性粒细胞缺乏($<1.0 \times 10^9/L$)或持续时间较长的中性粒细胞减少($>10d$)、年龄大于65岁、原发肿瘤控制不佳、肺炎、败血症、临床感染等。

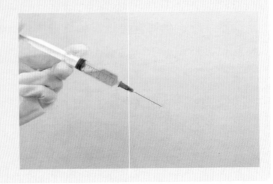

6. 升白针的用法用量

短效升白针

化疗结束后 24 小时或 3~4 天后开始使用，剂量为 2~5 μg/kg，皮下或静脉注射给药，每 2~3 天需复查一次血常规，效果不理想需继续打，直到白细胞数值恢复正常。

长效升白针

化疗结束后 24~48 小时给药，每个化疗周期给药 1 次，剂量为 6mg/ 次，皮下注射，下次化疗前复查一次血常规即可。

7. 升白针的副作用有哪些？

骨痛

骨痛是最明显的不良反应，疼痛部位大多在腰骶部，通常为轻中度疼痛，因人而异，一般可以忍受，停药后即可缓解。

预防及治疗升白针相关性骨痛的一线药物是对乙酰氨基酚和非甾体类抗炎药物，此外也可以选择抗组胺药和阿片类镇痛药。

嗜中性粒细胞性皮炎

部分患者打完升白针后会出现发热、皮疹的症状，治疗方式主要是给予皮质激素。

脾脏破裂

有升白治疗后发生脾脏破裂的个案报道，虽然发生率较低，但也应提高警惕。

8. 升白针的禁忌人群有哪些?

（1）对升白针严重过敏者。

（2）患有自身免疫性血小板紫癜者。

（3）骨髓中幼稚粒细胞未显著减少的骨髓性白血病患者，或外周血中检出幼稚粒细胞的骨髓性白血病患者。

（袁杰）

谍战系列之肝癌中的免疫治疗

肝癌是我国第二大癌症死因，其起病隐匿，进展迅速，五年生存率不足 15%。而免疫治疗的问世给肝癌的治疗打开了新的格局，给患者带来了福音，免疫治疗是如何发挥作用呢？这就要从一个谍战故事说起了……

1. 异族入侵

有一天，"肝村"来了一群异族，它们形态怪异，大多数呈梭形，它们所在的区域肝窦排列混乱，毫无章法。并且它们在"肝村"

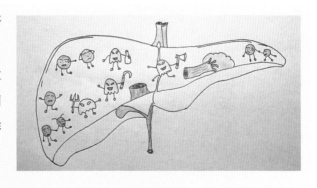

有自己的物资供应渠道，普通细胞群众主要靠门静脉来提供物资，而这群异类主要靠肝动脉获取物资。若大家井水不犯河水，求同存异倒也无妨，可这些细胞毫无界限感，无限度地繁衍后代，侵占其他群众的领地，甚至通过血液系统完成跳跃式的非法移民，严重损害了原住民的利益，群众给这些异族取了个名字叫"肝癌细胞"。

2. 治安圣地"肝村"

　　"肝村"作为人体最重要的器官之一，素来有治安圣地的美誉，因为这里有一流的武装力量，即免疫细胞部队，包括中性粒细胞、常驻巨噬细胞、

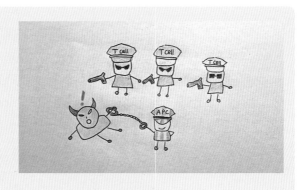

常驻淋巴细胞（B、CD8+T、CD4＋T细胞）等等。抗原提呈细胞（APC）在"肝村"巡逻，发现了不法分子会第一时间将其外貌特征提供给武警T细胞，T细胞则立刻将其消灭。

3. 逃脱制裁的癌细胞

　　可是肝癌细胞肆意妄为，免疫细胞却视而不见，为什么呢？这要从T细胞的缺点说起，T细胞经常不分青红皂白滥用职权、六亲不认，为了避免它们暴力

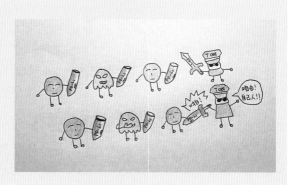

执法、误把群众当作不法分子，组织上专门给 T 细胞设定了一个约束部门，叫"免疫检查点"，该部门给一些容易被免疫细胞误伤的合法公民都发了一把剑套，而每个 T 细胞的手里有一把配套的剑，法律规定，只要 T 细胞手里的剑能严丝合缝地插进公民手里的剑套，那么 T 细胞就不能对其进行攻击。剑套有很多种，其中大名鼎鼎的 PD-L1 就是最出名的一把，而相应的剑就是 PD-1。

然而，狡猾的癌细胞早就研究透了"肝村"的政法机制，它们自制出剑套 PD-L1，竟也能和 T 细胞手中的 PD-1 宝剑严丝合缝的配对从而逃避 T 细胞的攻击，这种乱象就叫"免疫逃逸"。

4. 免疫治疗：终结癌细胞的伪装

好在组织上发现了这一问题，原来让肝癌细胞逍遥法外的就是免疫逃逸机制，为了约束癌细胞的生长，发动免疫细胞攻击癌细胞，组织上痛下决心，接受免疫治疗，废除免疫检查点，最著名的则是 PD-1 抑制剂及 PD-L1 抑制剂，这些抑制剂来到"肝村"强行封锁 T 细胞手中的宝剑 PD-1 或者群众和癌细胞手里的剑套 PD-L1，让它们无法结合，那么 T 细胞只要收到了 APC 的异常报告，就会对不法分子格杀勿论了。

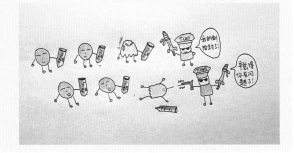

免疫治疗打破了癌细胞的免疫逃逸，

重新动员免疫细胞制裁不法分子，癌细胞的日子终于也不好过了，当然免疫检查点这个部门的废除，不可避免地让一些合法公民被 T 细胞误伤，这也就造成了一系列免疫相关的毒副反应，如免疫性肝损伤。

当然，斗争总要有牺牲，革命总是要流血的。同样的故事还发生在"肺城""肠城""胃村"等等。总体而言，免疫治疗的问世给恶性肿瘤的治疗打开了新的局面！与癌症的斗争归根结底是一场谍战，甄别癌细胞、精准消灭癌细胞是这场谍战的核心，免疫治疗是一个很好的开始！

（尧阳扬）

也许，人们的筷子正在传播"癌症"

有一种细菌喜欢在"胃酸"里泡桑拿，它在大伙聚餐时互相传播，起初引起一些微不足道的症状，易被人忽视，但却潜移默化地、步步为营地将人们的胃推往癌变的方向。它就

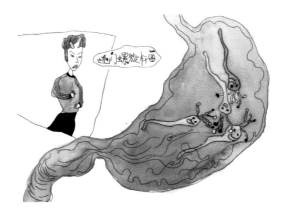

是幽门螺杆菌，一种螺旋形、微厌氧、嗜酸性的细菌。据统计，仅仅是幽门螺杆菌阳性的患者胃癌的发生率就是普通人的 3~4 倍。而另一种胃恶性肿瘤——胃黏膜相关淋巴组织（MALT）淋巴瘤，更加是幽门螺杆菌的"杰作"，患有该病的患者中有超过 90% 为幽门螺杆菌阳性。

中国是一个幽门螺杆菌感染的大国，也是一个胃癌大国，占据了全世界发病率的 40%。"用筷子"的文化深入我们的骨髓。然而，筷子的使用不当，会给幽

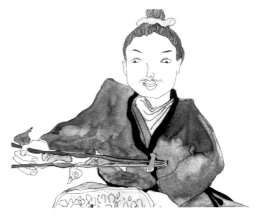

门螺杆菌的传播带来可乘之机，而该细菌已经被认定为一级致癌物。

爸爸放到嘴里的筷子，又插回了菜里，残留在爸爸筷子上的幽门螺杆菌也顺势来到了菜汤里，结果妈妈说：要光盘行动，可不能浪费。菜汤都倒进了孩子的碗里，幽门螺杆菌也就直流而下找到了新的

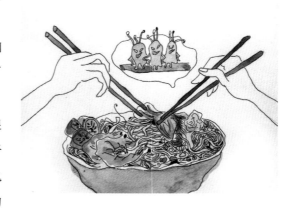

大陆，当新的宿主免疫力低下时，它便开始肆意扩大队伍，建设"家园"了。该细菌"乔迁"到人的胃后，将诱发生物毒性炎症反应促进胃黏膜上皮过度增殖，其次它的代谢产物可以直接转化胃黏膜，诱导胃黏膜细胞的凋亡，从而使胃黏膜受损，引发如非萎缩性/萎缩性胃炎、胃溃疡、胃窦糜烂等，这些症状长期不愈都将可能发展为癌前病变。

但是感染幽门螺杆菌和胃癌之间是绝对不能画等号的，请各位朋友不要过于紧张，只要及时、足疗程、规范地治疗，幽门螺杆菌是能被彻底清除的。整个清除治疗疗程不过 10~14 天，两种抗生素组合、一种铋剂、一种质子泵抑制剂，所需费用也很少，换言之，感染者可以用很小的代价做到幽门螺杆菌的根除，只要人

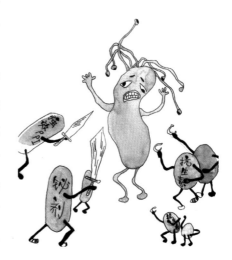

们引起足够的重视。

一起聊聊具体怎么实施一人一餐具吧，沾在筷子上的幽门螺杆菌单纯用清水是很难清洗的，需用100℃的开水来进行烫洗，如果大家用餐时仅仅在每盘菜中加了一双筷子作为公筷，这样不是真正意义的"一人一筷"，因为虽然在这顿饭中，大家并没有互相吃到对方"嘴里的细菌"，但是下一顿，筷子又被打乱了，还是会拿到对方的筷子，而这期间如果餐具没有进行100℃的灭菌处理，依然会残留幽门螺杆菌。

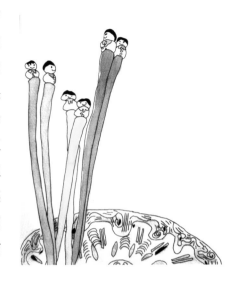

所以真正要阻断细菌的传播，就必须做到"一人一筷，一人一餐具"，使用不同款式的餐具或者用不同颜色进行标记，就像衣服、鞋子不混穿一样，餐具也不混用。

中国之所以成为胃癌大国，其原因是多方面的，包括幽门螺杆菌的高感染率、基因表型的易感性、腌制食品的摄入等等，胃癌的防治任重道远，而使用公筷是每个人力所能及的一件小事，这是意义重大的一小步，也是成本最低的一小步。

愿大家从我做起，从身边开始，一起做公筷大使吧！

（尧阳扬）

结直肠癌是传染病吗？结直肠癌是遗传病吗？

一、大肠癌概述

大肠癌是来自大肠黏膜上皮的恶性肿瘤，包括结肠癌、直肠癌和肛管癌是最常见的消化道恶性肿瘤。结直肠癌的危险因素包括饮食结构及生活方式，例如高脂肪的摄入、低纤维素的摄入、微量元素与维生素、体力活动减少和肥胖等。研究表明，结直肠癌的发病率与食物中的高脂肪消耗率呈正相关。

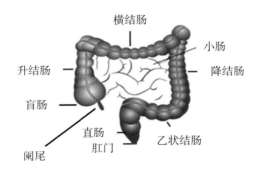

大肠癌与高脂肪高蛋白摄入的关系

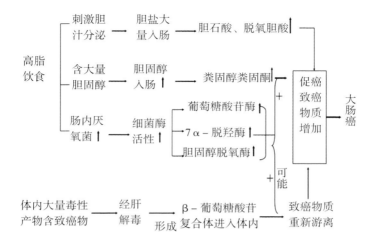

大肠癌与低纤维摄入的关系

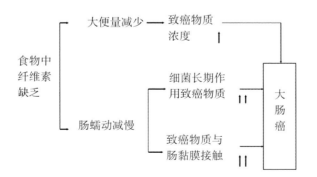

二、结直肠癌的危险因素

遗传因素：20%~30% 的患者与遗传相关，从遗传学来讲，可将结直肠癌分为遗传性和非遗传性，前者主要有结直肠癌家族史，后者主要是由环境引起的基因突变，其他还有血吸虫病、大肠腺瘤、大肠炎症等因素。

大肠癌与环境的关系

阳光照射
充分地区 → { 机体内源性维
生素 D 增加，
谷物、蔬菜、
水果、维生素 D
含量 ↑↑ } → 体内 2.5- 羟基
维生素 D 水平 ↑ → 结肠癌 ↓

临床观察：长期食用高维生素 D 人群
结肠癌发生率低于对照组。

研究发现：血清中 2.5-OHD 水平达 27-41mg/ml 时，
患结肠癌危险性下降 80%。

三、结直肠癌的高发人群

（1）30~40 岁以上有消化道症状者（便血，大便频繁，黏液便及腹痛者）。

（2）大肠癌高发区生活者（饮食结构等生活因素相近）。

（3）有大肠癌癌前病变者，如大肠腺瘤、溃疡性结肠炎、血吸虫病者。

（4）有大肠癌家族史、家族性息肉病史以及遗传性结直肠病者。

（5）有盆腔放疗史者。

（6）有胆囊或者阑尾手术史者。

四、大肠癌的临床表现

早期表现为大便的改变，大便形状改变包括变细、变形等。大便习惯改变包括腹泻、便秘、腹胀、腹痛和腹部不适。晚期临床表现为腹胀、腹痛和腹部不适，腹部肿块、便血，血便的颜色可以为鲜红色、暗红色、柏油样或黑褐色。腹泻便秘两者交替，排便不尽、排便困难。急慢性肠梗阻症状，急性肠穿孔和腹膜炎表现，慢性消耗性表现，消瘦、乏力、贫血、恶液质等。

五、如何预防

结直肠癌发病率逐年上升，早筛成为预防关键。高危人群定时体检，早发现，早处理。结直肠癌、结肠炎、肠息肉、消化道溃疡、胃肠憩室等疾病早期均无明显症状，仅有大便隐血。粪便隐血是早期大肠癌的症状之一，是结直肠癌筛查的第一站，87%的消化道肿瘤患者粪便隐血试验为阳性。

结直肠癌的预防要注意以下几点。

（1）低脂饮食，脂肪会促进胆汁分泌，提升肠道内胆汁酸的浓度，而高浓度的胆汁酸具有促癌作用。因此，平时要减少脂肪类食物的摄入，提倡低脂饮食。适量补维生素D和钙，可与肠道内的脂肪酸结合，形成不溶性化合物而排出体外。

（2）多吃新鲜蔬菜水果，有研究证明，补充维生素对预防结直肠癌有一定帮助，如维生素 A、维生素 C、维生素 D 等，所以日常应多吃新鲜的绿色或橙黄色蔬菜和水果。

（3）多吃粗杂粮，粗杂粮富含膳食纤维，可促进肠道蠕动，防治便秘，减少肠道内致癌物质的停留。

（4）少吃腌制、油炸、熏烤食品。腌制食品中含有致癌的亚硝胺类化合物；高蛋白食物经高温或油炸后，产生的杂环胺类有明显的致癌、致突变作用；熏烤食物中致癌物苯并芘含量高。因此，要尽量少吃这类食物，烹调以煮、蒸为主。

（5）每天适量活动身体，研究发现工作时活动量大的人患结肠癌的可能性比坐办公室的人低 40%。久坐办公室的人群结肠癌的发病率是经常需要走动的职业人群的 2~3 倍。

（6）出现身体不适及时就医，早做检查，及时处理癌前病变，对于良性腺瘤早切除，可完全治愈，不给大肠癌可乘之机。

结直肠癌不是传染病，但是生活习惯会"传染"。
结直肠癌是有遗传的，家族史很关键。

（赵丽凤）

肿瘤科普大家谈

中国抗癌协会"启航计划"优秀科普作品集（全五册）

主编　田艳涛　刘红　赵勇

分册主编　刘通　罗婷

② 乳腺肿瘤

天津出版传媒集团

天津科学技术出版社

序　言

恶性肿瘤，也就是人们经常提到的"癌症"，已成为威胁人类生命健康的重要疾病。在中国，随着人口老龄化进程的加剧以及不健康生活方式的累积，肿瘤的发病率也在不断增加。对于普通民众而言，肿瘤往往伴随着过度恐惧、误解和无奈。很多人在面对肿瘤时，由于缺乏基本的肿瘤诊治科普知识，要么盲目地恐慌，要么拒绝针对性治疗，最终错过最佳的治疗时机。这一现实使得对肿瘤知识的科学普及变得刻不容缓！

《"健康中国2030"规划纲要》提出要建立健全健康促进与教育体系，提高健康教育服务能力，从小抓起，普及健康科学知识。加强健康科普教育、倡导健康生活方式、坚持定期健康体检，高危人群参与癌症早筛，是践行健康中国战略目标的重要环节；积极创作肿瘤防治科普作品，加快普及肿瘤防治科普内容，是推进全民预防、科学抗癌，实现"健康中国行动"目标的有效举措！

在此背景下，2023年由中国抗癌协会、中国抗癌协会科普专委会指导发起了"启航计划"——肿瘤防治健康科普作品征集活动，通过临床肿瘤医生的投稿与遴选，最终选出了乳腺肿瘤、胃肠肿瘤、胸部肿瘤、妇科肿瘤、淋巴血液肿瘤领域的多部优秀科普作品，经校对复核后正式出版。本书由相关领域学科带头人牵头，汇集了大量临

床一线肿瘤专家的临床经验、智慧和心血。图书内容严谨、特色突出；语言简洁明了、生动有趣；编写结构新颖，形式活泼，给读者轻松阅读的良好体验，且不失专业领域内的学科深度；有理有据，理论联系实际，使读者一目了然，并能与自身情况相联系，提高读者自我健康管理与常见肿瘤防治的意识，理性识瘤、辨瘤，坦然面对，不盲目恐慌，充分激发科普宣传的主动性和创造性，真正造福广大民众。

在此，感谢所有参与编写的专家、出版发行机构为增强民众防治肿瘤的信心所作的努力，为肿瘤防治临床研究与科普宣教给予的支持、为国家肿瘤防治和健康事业做出的贡献！

支修益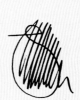

编　委　会

编　委（按姓氏拼音排序）

陈　婷　　南昌大学第一附属医院

陈斗佳　　遵义医科大学第二附属医院

陈唯唯　　贵州医科大学附属肿瘤医院

陈秀霞　　河北省沧州中西医结合医院

邓英蕾　　贵州医科大学附属乌当医院

丁文信　　湘西土家族苗族自治州人民医院

董　菲　　北京大学第三医院

范秉杰　　山东省肿瘤医院

方红燕　　浙江省恩泽医疗中心（集团）恩泽医院

冯晓丹　　海南医学院第一附属医院

高振华　　山东省肿瘤医院

何明敏　　四川大学华西医院

洪晓倩　　云南省肿瘤医院（昆明医科大学第三附属医院）

江　宁　　江苏省肿瘤医院

景红梅　　北京大学第三医院

况　鹏　　南昌大学第一附属医院

雷　婷　　兰州大学第一医院

李　舒　　北京协和医院

李　鑫　　首都医科大学附属北京同仁医院

刘志荣　　晋中市第一人民医院

罗　聪　　南华大学附属第一医院

马　腾　　泰安市中心医院

编　委（按姓氏拼音排序）

马立双　　云南省肿瘤医院昆明医科大学第三附属医院

蒙　燕　　海南省肿瘤医院

苗　鑫　　山东第一医科大学第二附属医院

穆　兰　　贵州省人民医院

彭　雯　　贵州省人民医院

彭雪梅　　江西省肿瘤医院

蒲腾达　　海南省肿瘤医院

任柯星　　四川大学华西医院

邵珊珊　　南京医科大学附属泰州人民医院

宋菁蓁　　河北工程大学附属医院

涂云霞　　江西省妇幼保健院

王　刚　　贵州医科大学附属肿瘤医院

王　敏　　山东第一医科大学附属中心医院

王金海　　浙江大学医学院附属第一医院

王梦婷　　遵义医科大学第二附属医院

王奕婷　　南昌大学第一附属医院

魏　丽　　安丘市人民医院

文　阳　　海南医学院第一附属医院

文　枝　　湖南中医药大学第一附属医院

吴海霞　　贵州省人民医院

谢　静　　泰兴市人民医院

谢昱伟　　河北省沧州中西医结合医院

前　言

据 2024 年国家癌症中心最新癌症报告，我国年新增癌症病例约 482.47 万例，年新增癌症死亡病例约 257.42 万例，恶性肿瘤发病率与死亡率的上升趋势明显，"肿瘤防治"势在必行，"科学普及"是实现我国肿瘤防治目标的重要基石。

《"健康中国 2030"规划纲要》提出，加强健康教育和普及健康生活方式是实现全民健康的重要组成部分，也是医疗卫生政策重点支持的方向之一。积极创作肿瘤科普作品，加快普及肿瘤防治知识，对于推进全民预防、科学抗癌以及加速实现"健康中国"的目标来说，是一项有效的措施。

2023 年 6 月，由中国抗癌协会指导并发起了"启航计划"——健康科普作品征集活动，旨在共同推动中国肿瘤防治事业的发展，践行《"健康中国"癌症防治行动》的落实。

在中国抗癌协会、中国抗癌协会科普专业委员会的指导下，项目以"八位一体"科普体系为指导，遵循"防筛诊治康、评扶控护生"整合医学理念，以《中国肿瘤整合诊治指南（CACA）》为科学依据，历时 4 个月，在全国征集了 10000 余篇科普图文。经过初审、复审，最终选出了乳腺肿瘤、胃肠肿瘤、胸部肿瘤、妇科肿瘤、淋巴血液肿瘤领域的多部优秀科普作品，汇编为《肿瘤科普大家谈》。

本书通过文字、图片和漫画等多种形式来传播知识，以简洁生动的方式向大众传递肿瘤防治的相关知识，使复杂的医学信息变得易于理解和记忆。它不仅让科普内容变得更加有趣和富有温度，还使得这些知识能够更加贴近日常生活，深入人心。

感谢所有参与本书编写和出版的专家学者、医疗工作者、科普工作者及媒体，他们凭借专业知识和丰富多元的形式，助力本书的编纂与推广。希望本书能够真正融入大众，普及肿瘤防治知识，提高大众的肿瘤防治意识，提升肿瘤疾病认识水平，科学正确地认识肿瘤，进而整体改善中国的抗肿瘤水平，助力实现"健康中国"的目标。

刘红

目 录

如何在家自查乳腺？

我国 41 万女性被确诊为乳腺癌，更有一部分女性，发现时已经是晚期。遗憾的是大部分女性对正确的乳腺检查知识缺乏，对乳腺癌的症状认识不足，其中文化程度越高的女性对自查知识了解越多。早期的乳腺自我检查，可以早些发现乳房问题，及时就诊，不但可以挽救生命，还能节省就医成本。

不了解乳房异常情况，不会规范自我检查这对于大部分女性来说容易失去最佳治疗时机。那么，如何在家进行自查，尽早发现乳腺癌呢？

发现乳腺癌的方式有三种

（1）体检：正常的体检一年一次，尤其是 40 岁以上女性，因此正规的体检机构和乳腺专业门诊，可以早期发现乳腺癌，并给予合适的建议。因此，普通的体检结合乳腺超声、钼靶等检查，可以发现乳腺癌。

（2）自检：如果每一位妇女都能够像医生那样知道什么时间检查自己的乳房，知道如何检查自己的乳房，能够早期发现问题，及时就医，这就是每个家庭及社会之福。

（3）无意发现：因大部分早期乳腺癌患者不会出现疼痛状况，因此在没有任何异常感觉的情况下，大部分女性不会去医院检查乳房；而体检发现的乳腺癌患者也是有限地关注健康的人群。大部分乳腺癌患者都是自己发现后就医，但发现时已是乳腺癌中晚期了！

如何进行乳房的自我检查

1. 看

在镜子面前站立，上肢自然放松，观察两侧乳房是否对称，双侧乳房形态有无异常，双侧乳头是否在同一水平线上。乳房皮肤有无凹陷或变形，双侧乳房皮肤有无红肿，橘皮改变，双侧乳头乳晕是否正常有无凹陷，挤压乳头有无分泌物及液体溢出。晚期乳腺癌的典型表现：橘皮样变、乳房肿块、乳头糜烂等。

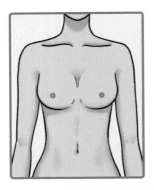 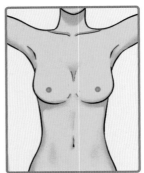

（1）橘皮样变

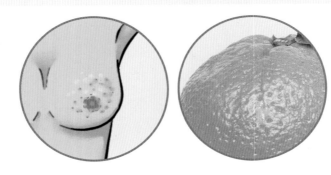

（2）乳房肿块

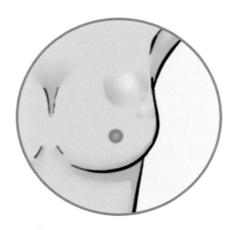

（3）乳头糜烂

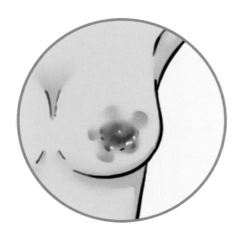

2. 摸

正确的触诊方法：用一只手触摸另一侧乳房，手指肚与手掌心在同一水平。

　　按顺时针方向，依次从乳房的上方、内侧、下方、外侧，腋下五个方位按压触摸有无肿物。

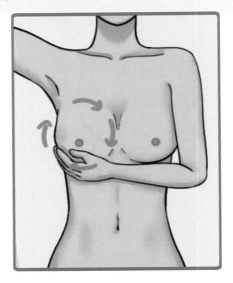

3. 按

　　按压时若触摸到肿物，按压肿物质地是否硬韧，是否活动。是否边界清楚，是否疼痛。感觉肿物与皮肤深部乳房组织之间的关系改变，比如，肿物带动周围组织移动，还是肿物自己在乳房内自由移动。切记不可用手掐捏，以免将正常的乳腺组织误认为肿块。

4. 换

　　按照同样的次序，同样的方法，用另一只手检查另一侧乳房。

5. 挤

用拇指和食指挤压乳头，观察是否有液体从乳头内溢出。除哺乳期女性外，一般女性不会从乳头挤出液体。

自检的时间

建议青春期后到育龄期妇女，月经干净后 7 天左右，因为这时候女性激素处于稳定状态，对乳房的影响最小。

绝经期或绝经后妇女，每月固定一天进行自我检查。

发现乳房肿物处理原则

1. 乳腺专科医生检查

发现乳房肿物后，应及时到乳腺专科就诊。

2. 乳腺超声检查

乳腺超声检查是常用的检查乳房的方式，能够发现一些乳腺的良性病变及乳腺癌，对于年轻的女性，可以重复多次检查。

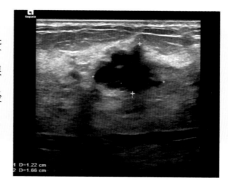

3. 乳腺 X 线检查

乳腺 X 线对 40 岁左右的亚洲女性，诊断乳腺癌的准确率高。但是孕期女性、哺乳期女性、青春期女性，致密性的乳房有局限性，钼靶不容易分辨出来。需要乳腺彩色多普勒超声来进一步检查。

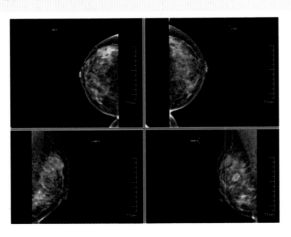

4. 乳腺核磁共振 MRI 检查

对于超声或钼靶检查不清晰，需要进一步明确诊断的疑似乳腺癌的病人，但是这种检查费用较高，需要静脉注射造影剂。

5. 粗针穿刺检查

对于一些高度危险的病例，疑似恶性肿瘤，需要进一步明确诊断，为下一步手术提供有效的诊疗建议，以及决定乳腺癌的手术方式。

6. 切除活检

当乳房上发现肿物，需要用手术的方法取得更多的组织来明确诊断，比如乳腺的纤维瘤、囊肿，乳腺癌手术等。首先手术切除肿物，送病理检查，如果是良性，手术结束。如果切除活检是恶性，需要进一步手术。

通过这些常用的检查乳房的方式，对于年轻的女性而言，重复多次检查，能够发现一些乳腺的良性病变及乳腺癌。

7. 病理检查是重要标准

病理老师是所有医生的老师，他们非常严谨地一遍遍，多次核实手术切除出来的组织标本，通过特殊的方式，制作成能在显微镜下看到的细胞，通过研究细胞的形态，判定到底是什么物质，提示临床医生下一步该如何处理。

乳腺癌是一种能够通过早期发现进而完全治愈的癌症！如果通过体检或自我检查发现早期肿物，及早治疗，那么是能够保证今后的生活质量不受影响。

（陈秀霞）

乳腺癌癌前病变，您听说过吗？

乳腺癌时刻威胁着女性健康，癌前病变是乳腺癌一大高危因素，通过及时发现这些癌前病变，我们可以在乳腺癌尚未发展时就将其阻断，确保女性健康。

快问快答

1. 您知道中国女性中发病率最高的恶性肿瘤是什么吗？

是乳腺癌。

2. 您知道全国一年有多少人被查出乳腺癌吗？

据统计，2020 年一年就有 41.67 万例乳腺癌病例，而且这个数字每年还在不断上升。

3. 您知道乳腺癌发病高峰年龄段是多少吗？

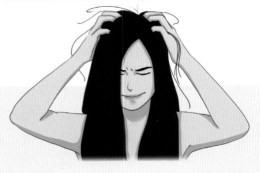

是 55 岁 ~60 岁，但据调查，乳腺癌已呈现出年轻化趋势。

现在越来越多的女性同胞们开始重视乳腺健康了，但也有越来越多的女性开始"网上看病"了，手机搜索乳房疼痛、乳房结节、乳头流水，都提示说可能是乳腺癌。然而网上的信息良莠不齐，很容易造成不必要的恐慌。

那什么是乳腺癌癌前病变呢？它到底是不是癌呢？

别急，先来看看乳腺癌发展史。

乳腺癌发展过程

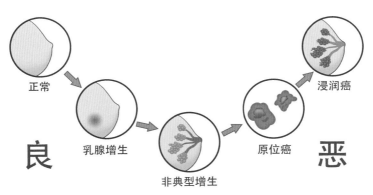

癌前病变的出现意味着癌变可能

正常女性的乳房会随着月经周期出现周期性的改变。月经前一周左右，体内的雌激素及孕激素水平不断升高，促使乳腺腺叶增生肥大，胀大的乳房会让女性感到胀痛。随着月经来潮，体内激素水平迅速下降，腺叶恢复到正常大小，乳房也恢复松软。这个是属于生理性

9

的乳腺增生。但是如果存在内分泌紊乱，激素失调，会导致部分腺叶恢复不好，维持增生的状态，出现持续性疼痛，就会诊断为乳腺增生。通常这样的普通型乳腺增生，不需要特殊的治疗。

但是如果出现乳房非典型增生，就是指乳房腺体增生发生异常，维持在一种不正常的形态上，可以表现为异常增厚的腺体、异常的乳头流水等，这时就建议到医院就诊，因为这些症状继续发展下去很可能就会逐渐出现癌变，发展为原位癌，再进一步就是浸润性癌了。医学上，我们将非典型增生视为癌前病变。

癌前病变是什么？

癌前病变不是癌，它只是一种还没变成癌，但是以后继续发展下去可能变成癌的一种病变。

除了刚刚提到的不典型增生，还有几种常见的癌前病变，包括

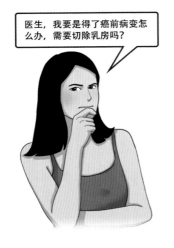
医生，我要是得了癌前病变怎么办，需要切除乳房吗？

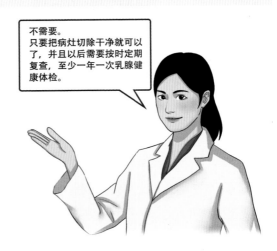
不需要。
只要把病灶切除干净就可以了，并且以后需要按时定期复查，至少一年一次乳腺健康体检。

导管内乳头状瘤、乳腺囊性增生、小叶原位癌等。通常的症状都是表现为异常的肿块及乳头流水流血等。

早期筛查更重要

据统计，早期乳腺癌患者的 5 年生存率可达 90%，意思是说 90% 的早期乳腺癌病人可以至少活到 5 年的时间，但是晚期乳腺癌中，能活到 5 年的人不到 40%。

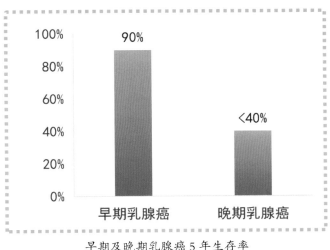

早期及晚期乳腺癌 5 年生存率

乳腺癌越早治疗，效果越好，活得越久。这里的"早"，我们是指发现得早。早期筛查，早期发现，比治疗更加重要。

健康生活方式预防乳腺癌

到目前为止，还没有确切的预防乳腺癌的方法，但一些生活方式的选择可以显著降低患乳腺癌和其他类型癌症的风险。

比如不抽烟喝酒，不熬夜，选择宽松合适的内衣，坚持母乳喂养 1 年以上，保持平和的心态，做足够多的运动，吃足够健康的食物，保持健康的体重指数。

这一系列健康的生活方式选择，让您远离癌症，远离乳腺癌。

最后，呼吁大家共同关爱女性大健康，幸福千万小家庭！愿每位女性同胞都能拥有健康乳房！

（陈婷）

怎样远离乳腺癌？

什么是乳腺癌？

乳腺癌是一种常见的女性恶性肿瘤，早期发现和预防对于女性的健康至关重要，视触检查是一种通过观察和触摸乳房来检查任何异常或潜在的乳腺问题的方法，这种方法通常可以由个人自行进行，以及由医生在临床检查中进行。乳腺癌的早期症状因人而异，以下是一些可能出现的常见症状。

1.肿块或肿块感

乳腺癌最常见的早期症状之一是在乳房中感觉到肿块感，肿块通常是无痛的，但在某些情况下可能会引起轻微的疼痛。

2.乳房形状、大小或皮肤外观的改变

乳腺癌可能会导致乳房形状、大小或外观的明显改变，包括乳房的凹陷、皮肤凹陷或褶皱、乳头的改变（如内陷或倒置）、乳房皮肤改变，如皮肤红肿、皮肤凹陷、皮肤厚化或皮肤变硬、橘皮样变等。

3. 乳头溢液

乳腺癌可能导致乳头出现异常溢液如红色、咖啡色的液体或其他颜色的液体。

4. 乳房或乳头的疼痛或不适

乳腺癌可能引起乳房或乳头的疼痛、刺痛或刺痒感。

如何早期发现并防治乳腺癌？

预防乳腺癌是一个综合性的健康管理任务，以下是一些可以帮助女性朋友们远离乳腺癌的建议。

1. 自我检查

定期进行自我乳腺检查是早期发现乳腺癌的重要步骤。您可以每月自己检查乳房一次。自我检查包括视诊和触诊两种方法。视诊时，站在镜子前，观察乳房的大小、形状、颜色和乳晕是否有异常。触诊是通过手指指腹轻轻触摸乳房，寻找是否有肿块、硬块或其他异常。如果发现任何肿块，应及时就医。

2. 医院检查

在医院，有一些专业的检查方法可以用来筛查乳腺癌。这些检查包括超声检查、乳腺钼靶检查和乳腺活检病理检查。超声检查是通过超声波来检查乳腺组织，它可以帮助发现潜在的异常。乳腺钼靶检查是通过 X 光来检查乳腺组织，可用于早期诊断。病理检查是通过对乳腺组织样本的检验来明确是否存在乳腺癌及明确病变性质。

3. 遗传因素

了解家族遗传史对于乳腺癌的风险评估很重要。如果您有乳腺癌家族史，那么您的风险可能会增加。在这种情况下，您应该与医生讨论更频繁的筛查和预防方法，必要时行乳腺相关基因的检测。

4. 健康生活方式

保持健康的生活方式可以降低患乳腺癌的风险。这包括定期锻炼、保持健康体重、戒烟、限制酒精摄入以及饮食均衡。食物中含有丰富的蔬菜、水果和纤维有助于降低患乳腺癌的风险。

5. 定期体检

定期参加体检是预防乳腺癌的关键。医生可以根据您的年龄、家族史和其他风险因素为您制定适当的筛查计划，包括乳腺 X 光、乳腺核磁共振等检查。

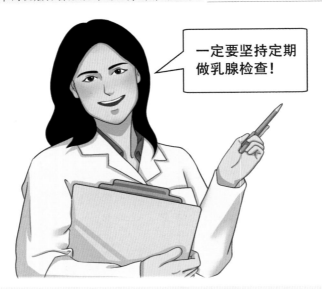

　　总之，早期发现和预防是乳腺癌管理的重要组成部分。通过定期的自我检查、医院检查、健康生活方式以及与医生的合作，您可以降低患乳腺癌的风险，并在疾病早期阶段进行治疗，提高康复的机会。如果有任何乳腺异常或担忧，一定要尽早咨询医生。

（马腾）

乳腺癌患者心理患教

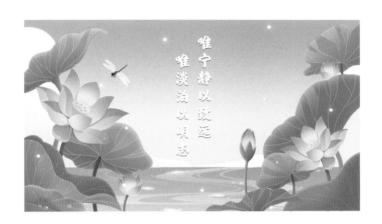

据国内统计，乳腺癌的发病率为 23/10 万。在我国其发病率呈上升的趋势，已跃居女性恶性肿瘤的第一位。乳腺癌带来的伤害，不仅仅是身体的创伤，更有心理的创伤。每当患者被告知病情的时候，就犹如当头一棒。

当我们得知身体发生了重大疾病时，会从一开始的震惊、否认到愤怒不甘，再到后面的抑郁，最后慢慢地接受。很多研究表明癌症病人中焦虑和抑郁等心理反应占 59%~68%。焦虑、抑郁、自卑、悲痛是乳腺癌病人最常见的情绪反应。这样的心理活动以及社会压力，会产生一些相应的生理反应，如内

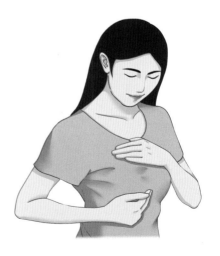

分泌紊乱等，进而导致躯体的疾病。并且心理因素也会对免疫系统造成影响，我们的心理应激会传输给大脑，再通过递质，产生激素，影响免疫细胞的正常工作。举个简单的例子，紧张、过劳、抑郁、悲痛可引起人体免疫力的降低。而乐观、安定、愉快会增强人的免疫力。

伦敦国王学院研究人员曾对 57 位做过肿瘤切除手术的病人做了长期的观察，结果发现具有"作战精神"的十人中，有七位（70%）在手术后的二十年依然存活。听到诊断后"感到很绝望"的五人中，有四人（20%）已经过世。

因此心理康复和身体康复一样不容忽视！

我认为最好的心理治疗师是自己。我们要有坚定不移的信心，让它释放出无比强大的力量。在坚定信念的基础上我们就会采取许多有利的治疗态度与方式，并因而不断战胜困难。这就是心理学中"自我预言实现"的理论。

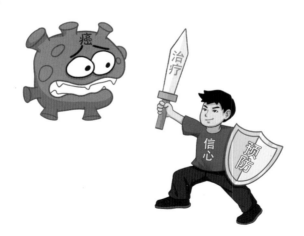

生活就像一面镜子，你对它哭，它就对你哭；你对它笑，它就

对你笑。所以我们需要保持积极的心态。

我们都知道，同一事物，从不同角度看，结果是不一样的。

所以我们要记得笑对人生。

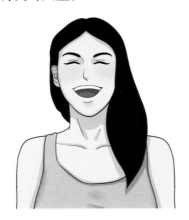

因此，在治疗的过程中我们要不断调整自己的情绪，不要让不安的情绪一直影响疾病的预后。如何有效地调控自己的情绪，我们可以从以下三个方面进行调整。

一吸。在心情不好的第一时间，通过自我觉察，立刻做"深呼吸"。

二离。暂离现场，克制愤怒。首先要冷静，不要马上作出反应。也可以数数，从 1 数到 15，再发火。

三宣泄。暂离现场后，立刻找到另一个活动来调整情绪。避免压抑带来的伤害。学会表达自己的感受，进行合理宣泄。

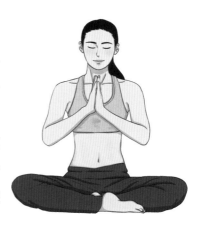

我们也可以从以下六个方面进行宣泄。比如：找人说一说；写

一写东西；动一动身体；偶尔哭一哭；喊一喊嗓子；轻轻笑一笑，都是可以的。

美国洛杉矶加州大学医学院从事身心效应研究的诺曼卡森斯在报告指出，能够战胜疾患的幸存者，都有下列几项共同的特点。

· 热爱生活。

· 对疾病泰然处之。

· 坚信自己的康复能力。

· 有幽默感且心情开朗。

· 尽管医师预言不乐观，仍有自信认为自己能够活下去。

· 深信治疗效果。

所以，阳光总在风雨后，我们一定要坚信自己可以战胜病魔。

在日常生活中，我们可以参加一些自己感兴趣的社团活动，参与自助团体，适当吐露自己的情绪，获得情绪支持与鼓励。也可以借助别人的经验来帮助自己站起来，甚至可以把自己的经验传授给别人。也可以培养自己的兴趣爱好，像读书，看有意义的影视作品，写日记等等。

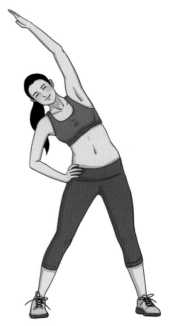

此外，也要进行日常的身体锻炼，可以跳跳广场舞、散散步、练练操，都是非常不错的。

最后，跟家人之间相互理解与关爱也是非常重要的，因为家人的支持与陪伴会使得患者在面对治疗的痛苦时，能更坚强地度过困境。

天空还是那么晴朗，阳光还是那么灿烂，人生还是那么精彩。

你不能决定生命的长度，但你可以控制它的宽度。

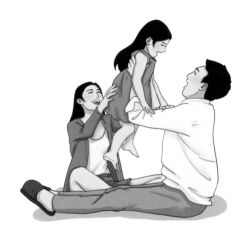

（方红燕）

乳腺癌筛查，原来"乳"此重要！

乳腺位于人体解剖学皮下筋膜的浅层与深层之间，其中，浅筋膜伸向乳腺组织内形成条索状的小叶间隔，分别连通于胸肌筋膜与皮肤，乳房腺体由 15~20 个腺叶组成，每一腺叶分成若干个腺小叶，每一腺小叶又由 10~100 个腺泡组成，这些腺泡紧密地排列在小乳管周围，腺泡的开口与小乳管相连，而乳房悬韧带具有支持和固定乳房位置的作用，乳房是女性性成熟的重要标志，是女性最重要的性敏感区之一，也是分泌乳汁、哺育后代的器官。那么乳房作为人体重要的器官，容易发生哪些疾病呢，又该怎样预防呢？下面我们一起来看看吧！

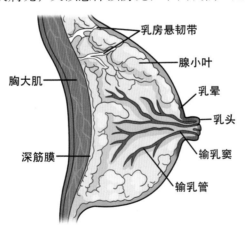

关于乳房的疾病，具体包括良性疾病和恶性疾病。良性疾病主要是良性的肿瘤、乳腺纤维腺瘤、发生于乳房的脂肪瘤。另外就是乳腺囊性增生症，也称乳腺腺病，也会表现为乳腺腺体内的包块，且会有规律性疼痛的表现。恶性肿瘤主要是乳房肉瘤以及乳腺癌等，下面就一起来看看吧！

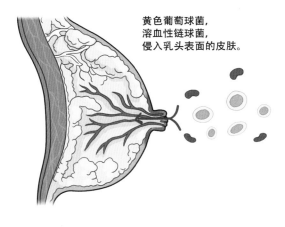

黄色葡萄球菌，
溶血性链球菌，
侵入乳头表面的皮肤。

一、乳腺炎

大家对乳腺炎并不陌生，其属于临床常见疾病，常见于产后哺乳的妇女，尤其是初产妇更为多见，往往发生在产后3~4周。主要是由化脓性细菌侵入乳腺而引起的，其病因主要是因为乳管不通畅，导致乳汁淤积，继发细菌感染而致。

早期乳腺炎会表现出局部红肿疼痛，有硬结，出现这种情况，要积极地服用抗生素治疗，控制病情的发展，同时应该注意保持乳房局部的通畅，用吸奶器吸出多余乳汁，避免乳汁淤积时间太长，导致炎症感染的症状加重，或者是通过热敷，用按摩的方法促进乳腺管的通畅，促进乳汁的排出。对于乳腺炎病情比较严重，局部出现化脓现象的患者，需要通过手术切开引流，排出里面的脓液，这样才有利于病情的治愈。

1. 如何预防

（1）哺乳期。在给宝宝喂奶的前后都要使用温水，擦洗乳头，保持乳头清洁，喂完奶要将多余的乳汁用手挤出或者用吸奶器吸出，这样才可以避免乳腺出现堵塞的状况，减少乳腺炎的发生。

（2）孕期按摩。双手上下环绕乳房，做轻柔地挤压、抚触，力度以带动整个乳房运动为宜，不宜用力过猛，避免伤及周围组织，每日单侧乳房按摩 15 分钟左右。

（3）防止乳头损伤，有损伤时要及时治疗。

（4）多吃粗粮、全麦食品、豆类和蔬菜，控制动物蛋白的摄入，同时注意补充适当的微量元素。

2. 治疗药物有哪些

在治疗乳腺炎期间，可以使用青霉素、红霉素、头孢类等广谱抗生素进行抗感染治疗。同时，还可以对患者进行一些止痛治疗，例如曲马朵注射液、盐酸布桂嗪注射液等，可以减轻患者乳房疼痛，除此之外，一定要维持好患者的水、电解质平衡，密切监测患者病情变化。

3. 乳腺炎的危害

引起脓肿或败血症、高烧、寒战、乳房胀痛。

二、乳腺结节

　　结节是个筐，啥病都能往里装，简单地说，乳腺结节只是一种现象，而并不是疾病本身。常见育龄女性，绝经后自行缓解，发病原因主要是由于内分泌激素失调，乳房疼痛和乳房肿块为临床表现。

1. 治疗方法

　　疏肝理气，调畅气机。
　　活血化瘀，疏通经络。
　　化痰软件，消肿散结。

2. 乳腺结节的预防措施

　　（1）避免内分泌激素调节紊乱，现在女性各方面压力不断增大，所以要注意健康生活、合理饮食、避免熬夜、多运动。

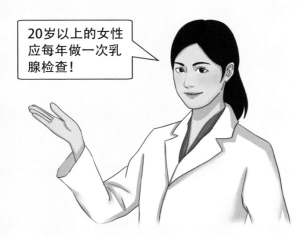

20岁以上的女性应每年做一次乳腺检查！

　　（2）鼓励产妇哺乳、禁烟、禁酒，避免长期大量口服避孕药。

　　（3）定期复查，患有乳腺结节的妇

女，如果考虑为良性，应注意按照医师嘱咐 3~6 个月定期复查，如果有其他不适要随时就诊。

三、乳腺增生

乳腺增生是乳腺正常发育和退化过程失常导致的一种良性乳腺疾病，可分为乳腺腺病和乳腺囊性增生病，病因主要与内分泌激素代谢失衡有关，发病年龄以 30~50 岁最多，在我国大城市中约有 50%~70% 的女性有不同程度的乳腺增生。本病要早发现、早诊断、早治疗，对于患者改善症状、预防病情进展很重要，尤其对于高危人群，情志状态不佳的女性要定期进行乳腺检查。

1. 检查方式

- 触诊
- 乳腺超声
- 乳腺钼靶 X 线

2. 乳腺增生的危害

患者容易产生紧张、发怒、焦虑、抑郁等情绪的改变，还可能出现月经失调，影响日常的工作和生活。

乳腺增生长期存在或者程度加重，可能发展成为恶性肿瘤。

3. 乳腺增生的治疗

（1）三苯氧胺：对子宫内膜及卵巢有影响，不宜长期服用。

（2）枸橼酸他莫昔芬片：具有对抗体内雌激素的作用，可用于减轻疼痛，使肿块消散。

（3）一般无手术治疗的指征，外科干预的主要目的是为了避免漏诊、误诊乳腺癌，或切除可疑病变，防止继续发展为乳腺癌。

4. 乳腺增生的预防

（1）心理方面：在生活中遇到不顺心的事要学会排解压力，避免情绪过于紧张，加重内分泌失调。

（2）饮食方面：尽量少吃辛辣刺激性的食物，尤其是在服药期间。

（3）日常生活方面：保证充分的休息，尽量避免熬夜、劳累等情况发生，胸罩要穿合适的不要穿过于紧绷的。除此之外，要保证乳房清洁。

（4）运动锻炼：骆驼式锻炼、扩胸式锻炼等，还可以对乳房进行按摩。

（5）定期检查：防止发生癌变。

四、乳腺癌

乳腺癌是女性常见的恶性肿瘤之一，以无痛性的肿块为临床表现，多数患者是在无意之中触摸乳腺时发现了肿块，这种肿块边界不清，活动度较差，表面也不光滑。但是随着病情不断加重，乳房会出现肿块部的皮肤凹陷、水肿，呈橘皮样改变。其实不只是女性会得乳腺癌，男性同样也会。男性乳腺癌实际上也与雌激素有一定的相关性，因为男性雌激素的水平比较低，所以男性乳腺癌的发病率也比较低，但是有一部分男性的雌激素水平比较高，因此也会罹患乳腺癌。

1. 乳腺癌的治疗

（1）乳腺癌根治术：能较彻底地清扫局部癌肿组织及有癌转移的腋下淋巴结，基本达到局部治愈的目的，术后局部复发率较低，主要用于临床Ⅱ～Ⅲ期患者。

（2）保乳手术：保乳术可以保留患者大部分乳房，可以提高生活质量，改善患者上肢功能。

（3）改良根治术：此种方法保留的胸部肌肉，外观较好。

（4）抗激素药物：适用于绝经前后妇女，降低乳腺癌术后复发转移。

（5）曲妥珠单抗：适用于 HER2 阳性的转移性乳腺癌。

2. 乳腺癌的预防

（1）控制饮食与体重，肥胖是乳腺癌的高危因素。

（2）禁止摄入高脂肪、高热量饮食与霉变食物。

（3）保持良好的心态与睡眠，以便拥有健康的内分泌环境，平稳体内激素水平，降低乳腺癌的发生率。

（4）40岁以上的女性每年都要进行至少一次的乳腺检查。如果家族里有乳腺癌的患病史，建议半年一查，检查方法主要是手诊，然后超声检查。

3. 乳腺癌高危人群

（1）有明显的乳腺癌遗传倾向者。

（2）既往有乳腺导管或小叶中重度不典型增生或小叶原位癌患者。

（3）既往行胸部放疗的淋巴瘤患者。

乳腺癌的筛查小知识

乳腺癌的筛查是我们国家给适龄妇女的一个社会福利。主要针对35岁以上的女性，我们的乳腺癌的筛查分为两种，一种是机会性筛查，一种是群体性筛查。

· 对40~49岁女性，每年进行1次乳腺X线检查。

· 对50~69岁女性，每1~2年进行1次乳腺X线检查。

· 对70岁以上女性，每2年进行1次乳腺X线检查。

BI-RADS分级你要知道！

0级　资料不全，需结合其他检查再评估（临床有体征，超声检查无征象者）；

1 级　未见异常，常规体检 1 年 1 次；

2 级　良性病变，建议定期随访（6 个月到 1 年复检 1 次）；

3 级　良性可能性大（恶性可能性＜2%），建议短期内随访（3~6 月 1 次）；

4 级　可疑恶性，需考虑穿刺活检以明确诊断（3%~94% 的恶性可能性）；

5 级　高度可疑恶性（几乎认定乳腺癌，即≥95% 的恶性可能性），做临床处理；

6 级　病理证实为恶性病变，但尚未接受外科切除、放化疗，或全乳切除术等，做治疗前评价。

乳房在人体中起到至关重要的作用，希望大家都能够做好体检工作，及时发现乳房病变，保证自身机体健康安全。

（张婧）

关于乳腺癌的那些中医事

乳腺癌属中医学"乳岩"范畴，对于乳腺癌术后患者，综合治疗非常重要，中医药的优势在于其从整体出发，调动机体全身的功能，调整机体阴阳、气血、脏腑功能的平衡，通过辨证论治的个体化治疗方案，起到治"本"的作用。

中药在改善术后患者体力、减少乳腺癌患者放、化疗药物的不良反应，防止肿瘤复发和转移，延长肿瘤患者生存期，提高生存生活质量方面有明显的优势。随着医学的不断发展，中医药治疗已逐渐成为乳腺癌术后治疗的主要方法。

一、不良反应中医治疗

1. 常见不良反应

常见不良反应包括：失眠、恶心、呕吐、腹泻、便秘、指端麻木，骨髓抑制症等。

2. 失眠（不寐）

约 60% 乳腺癌患者伴有失眠症，其发病与精神刺激、生活作息不规律，乳腺癌治疗相关。

目前，临床常用的镇静安眠类药物虽然可以进行治疗，但这些药物存在后遗症和依赖性问题。相比之下，中医药在治疗乳腺癌相关失眠方面具有独特优势，且不良反应较少，无明显依赖性。

【内治法】

（便方一）酸枣仁 15g～30g、麦冬 15g、生地黄 15g、五味子 15g。

主治：乏力、潮热盗汗、五心烦热、口干口苦，整夜入睡困难。

（便方二）酸枣仁 15g～30g、法半夏 10g、五味子 5g。

主治：气短乏力、易累、困倦、心悸、口干黏腻、大便不净或难解易挂厕，入睡困难。

【外治法】

（1）还阳卧

操作方法：身体自然平躺仰卧，髋关节放松。两腿弯曲，小腿向内收，两脚心相对，脚后跟正对着会阴处，精神放松，直至自然入睡。

此举可使阳气流经全身，充盈肾阳之气。

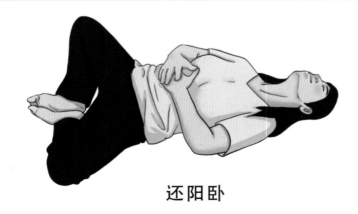

还阳卧

（2）敲打肺经

操作方法：右手握拳，用小指掌指关节敲打左手前臂肺经，始于孔最穴，止于鱼际穴，来回敲打，直至入睡，对侧亦然。

凌晨 3:00 ~ 5:00 为肺脏气血最旺盛之时，若固定于此时醒来，提示肺经循行不畅，敲打此经可疏通肺经。反复按摩后，穴位处痛感减轻，夜间惊醒症状亦会减少。

肺经主时为凌晨 3:00 ~ 5:00, 此时醒后难以入睡者，多与部分经络不通有关。

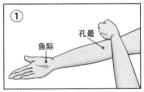 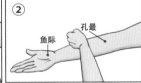 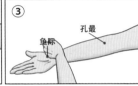

（3）沐足

操作方法：选用花椒、桂枝、川芎等药物，煎煮或浸泡后兑至温热，沐足时没过三阴交穴位，每晚临睡前沐足，擦干后即可入睡。

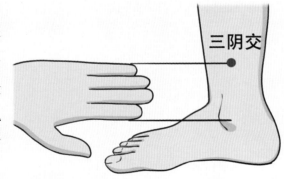

沐足可有效改善足部循环，引气归元。

3. 恶心、呕吐

恶心呕吐是乳腺癌患者化疗期间最常见的毒副反应。

由于化疗的损伤，患者在化疗期间及化疗后出现气血亏虚之证，表现为恶心呕吐，饮食不佳，此时应注重补益气血，使脾胃恢复运化之机。

【内治法】

内治法：经中医系统治疗后可予麦芽 20g、山楂 15g、竹茹 15g、陈皮 12g 等药物内服，健脾益气，和胃止呕。

【外治法】

（1）中药热敷包热敷

操作方法：将中药煮热或煎热后，放入布袋中，外敷腹部，以达到健脾化湿，温胃止呕的作用。

（2）穴位贴敷疗法

操作方法：将中药放入穴位贴中，根据患者不同证型，贴敷在足三里、神阙等穴位，达到健脾止呕的作用。

（3）针刺疗法

取穴：内关、中脘、合谷、足三里等穴。

操作方法：穴位皮肤常规消毒，用毫针垂直进针，刺入20~30mm，行针得气，每次 30 分钟，每周治疗 5 次，4 周为 1 疗程。

4.腹泻、便秘

便秘、腹泻是乳腺癌术后及放化疗后常见的并发症，严重影响患者的生活质量。

便秘、腹泻既是脾胃运化失司、又是痰湿、脾虚湿盛、湿热内生的原因。

【内治法】

经中医系统治疗后可予莱菔子 12g、陈皮 12g、砂仁 12g、山药12g 等药物内服，健脾化湿，通便止泄。

【外治法】

（1）抬臀通便法

操作方法：①睡前仰卧位平躺，两腿弯曲与肩同宽，脚心贴地，脚尖朝前。两臂放于体侧，手心向下。②吸气的同时，臀部和下背部逐渐抬离地面，尽量抬高臀部和下背部，抬至顶点。③呼气的同时，臀部和下背部缓缓落下。

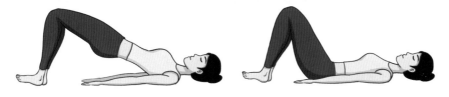

（2）穴位按摩

取穴：天枢、支沟、大肠俞等穴。

操作方法：①逆时针依次按揉双侧支沟、天枢、大肠俞等穴位，每个穴位按摩1~2分钟，每日1次，固定时间（如晨起饮温水后）以助排便习惯的养成。②保持仰卧屈膝，自神阙穴位起以一手掌顺时针或逆时针按摩腹部，摩动范围由小渐大，力度均匀柔和。

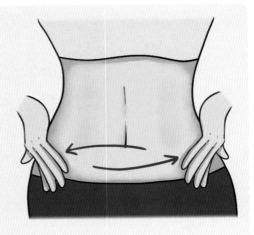

5. 指端麻木

乳腺癌治疗期间指端麻木常见原因包括化疗所致周围神经病变、放疗损伤臂丛神经及手术后瘢痕卡压神经。

乳腺癌病发指端麻木属于中医学"痹症"范畴，治疗本病当及早治疗，若能在化疗开始时，症状出现之前进行预防性干预，可延缓手足麻木，疼痛等症状的出现并减轻症状的程度。

【内治法】

经中医系统治疗后可予鸡血藤12g、络石藤12g、海风藤12g等药物内服，养血舒筋、祛风通络。

【外治法】

（1）体针疗法

取穴：曲池、足三里、太冲，八风等穴。

操作方法：穴位皮肤常规消毒，用毫针垂直进针，刺入 20~30mm，行针得气，将电针仪与毫针针柄连接，电针治疗每次 30 分钟，每周治疗 5 次，4 周为 1 疗程。

（2）穴位药棒按摩疗法

取穴：极泉、劳宫，涌泉等穴。

操作方法：①拍打肘窝。以虚掌拍打肘窝，以皮肤微红为度。每日 1 次。②劳宫打涌泉。用手掌心拍打脚掌心。每日 20 次。③刷肺经。手臂伸直，拇指跷起，用中药药棒从肩部云门刷至拇指少商，刷至皮肤微微泛红即可。每日 1 次。

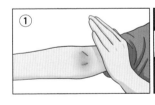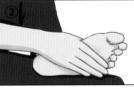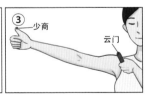

（3）中药熏洗疗法

操作方法：将威灵仙、伸筋草，桂枝等中药水煎 1500ml 药液，蒸气熏蒸患处，并以温热药水外洗，每日 1 次，每次 30 分钟。

6. 骨髓抑制症

大多数化疗药均可引起不同程度的骨髓抑制。化疗后骨髓抑制的客观依据是患者外周全血细胞减少、骨髓增生减低。

主要临床表现有贫血、不同程度的出血及感染。属于中医学"虚劳"范畴。病因主要有二，一为肿瘤邪毒；二为化疗药毒。

【内治法】

化疗第 3 日开始，是脾胃运化之力恢复之时，这时可以益气健脾、补肾生髓为主要的治疗原则。中药内服可予西洋参 12g、山药 12g、黄芪 30g 等中药内服，以达到调阴阳、补肾气，生血液之效。

酉时（17：00~19：00），为肾经最旺，肾为先天之本，气血两虚乃骨髓抑制之根本，故酉时服用中药，可达事半功倍的作用。中药内服可予枸杞子 12g、阿胶 12g、龟板 10g 等中药内服。

【外治法】

（1）隔姜灸

取穴：取内关、足三里、神阙等穴，应用生姜汁等中药汁液浸湿纱布贴敷于穴位上，以艾香灸穴每次约 30 分钟，每日 8：00~9：00，14：00~15：00 各灸 1 次。

（2）按揉肾俞穴

坐位，两手握拳，上肢后伸，用两手的拇指掌指关节紧按腰部肾俞穴，做旋转按揉 1 分钟，以酸胀为度。该手法可壮腰健肾，补益气血。

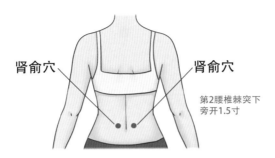

肾俞穴　　　　　　　肾俞穴

第2腰椎棘突下
旁开1.5寸

二、养生理念

未病先防，治在未病之先

生活调适是预防乳腺癌的基本方法，也是乳腺癌未病先防的第一环节。中医以"正气内存，邪不可干"的论述强调重视体质的内在因素，它包含着调养精神、体格锻炼、合理饮食、适时养生，科学用药等丰富内容。

既病防变，治在发病之初

在确诊乳腺癌以后，要积极采取措施预防疾病加重，因此，在乳腺癌的治疗过程中必须掌握乳腺癌的发生、发展规律及其转变途径，做到早期诊断，有效治疗，治在疾病发作加重之先。

除邪务尽，使病愈防复

一般乳腺癌手术、放化疗及内分泌治疗后患者大多虚弱，针对患者气血衰少，津液亏虚，脾肾不足，血瘀痰阻等病理特点，积极采取中医中药治疗，促使脏腑组织功能尽快恢复正常，达到邪尽病愈，病不复发的目的。

1. 食养摄生

（1）五谷为养

"五谷"泛指多种谷物，在膳食结构中处于中心地位。

乳腺癌患者——春季可多食辛、甘、温的谷物，如玉米、薏苡仁、赤小豆；夏季宜适当食用荞麦、绿豆、黑豆；秋季适当增加甘润之品如芝麻、核桃；冬季则增加辛温之品如蚕豆。

阴虚体质的乳腺癌患者可多食紫米、粳米、糯米、荞麦，而痰湿体质的患者宜多食薏苡仁、赤小豆、白扁豆、芡实等。

（2）五果为助

狭义的"五果"指李、杏、桃、栗、枣，广义的"五果"泛指一切果类食物。五果均属阳，对人体有养益作用。

患者应多食平性的水果，如苹果、猕猴桃、橙子、葡萄等，视季节和体质而定，秋季可适当食用凉性水果如雪梨，冬季可食用热性水果。

（3）五菜为充

五菜即葵、藿、薤、葱、韭，是对蔬菜类食物的泛指。蔬菜类食物的主要作用是帮助疏通腑气。

现代医学认为蔬菜富含水溶性膳食纤维,一方面可在肠道中吸收大量水分,保持粪便柔软的状态,另一方面可有效活化肠道中的有益菌群,维持肠道健康生态。

保持规律而通畅的排便,可避免病理产物的堆积,阻断乳腺癌"湿痰瘀毒"的病机发展模式,因此建议乳腺癌患者摄入足量的蔬菜。

（4）五畜为益

五畜指牛、鸡、犬、猪、羊五种牲畜,泛指肉类食物,为血肉有情之品,可补益精血。

五畜也可用四气五味统摄,即牛肉性温、鸡肉性微温、犬肉性温、羊肉性大热、猪肉性微寒。

中医学则以体质特点为依据制定食疗方案,以此提升养生保健的效果。鸡肉性微温而平补,常建议术后或体弱患者适当食用。对于体内有虚火而体弱的患者,鱼肉是常推荐的肉类,因其性微凉而味甘,在健脾益气的同时兼顾养阴,四季皆宜。

2. 科学饮食搭配

平衡膳食、合理营养、促进健康,合理选择。

3. 主动健康

乳腺癌患者"越主动,越健康",要让患者意识到自己才是健康的第一责任人。

在"未病"阶段，医生通过科普宣教等方式帮助患者树立正确的健康观，让其主动发现、科学评估、积极采取措施，改善病前状态。

在"已病"阶段，让患者依从规范治疗仅仅是基础，若能助其树立战胜疾病的信心，坚持中医内外合治，积极开展身心康复，对患者的预后有重要意义。

（杨唯曦）

精准营养治疗，助力患者康复

案例：吴奶奶放化疗后肿瘤控制得很好，
病情却并没有好转，原来是营养不达标在作怪。

吴奶奶，60岁，诊断为乳腺癌，术后进行了放化疗，而且肿瘤控制很好。放化疗后吴奶奶恶心呕吐、体重持续下降，时常感觉饥饿乏力且吞咽困难，化疗起来更是力不从心，呕吐恶心睡不着觉，暂停了化疗。在家里，尽管老伴准备的饮食十分精心，吴奶奶食欲不佳吃得很少。出院1个月后到医院复查，医生提示体重下降，营养不达标。吴奶奶听完发愁，术后难受没食欲，到底怎么补充营养？

吴奶奶不是特例，很多患者，即使努力进食，营养仍不能达标！

超过3/4的患者术后回家，选择常规饮食，常规饮食的患者中仅50%能量摄入达标。

一、放化疗患者容易发生营养不良

1.大部分患者在手术前就存在营养风险

由于肿瘤的影响，很多患者在术前已经发生营养不良，即使没有发生营养不良，大部分患者也存在营养风险。以乳腺癌为例，40%

的患者存在营养不良，60%患者存在营养不良风险。

2. 化疗导致营养不良

化疗毒副作用导致厌食、恶心、呕吐，患者吃不下饭，吃了也吸收不好。化疗是通过使用化学药物杀灭癌细胞达到治疗的目的，在化疗中，化疗药物使患者口干、味觉改变，进而导致进食减少，同时引起患者的胃肠道副反应强烈；化疗后患者口腔黏膜炎等反应导致食欲下降、进食疼痛；此外，化疗可使患者免疫损伤，营养进一步消耗。

3. 营养需求发生变化，常规饮食难以实现营养达标

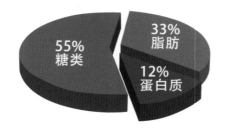

我国百姓的常规饮食结构

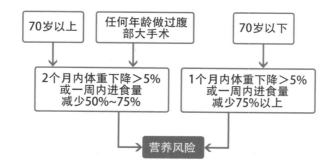

我国人民常规饮食含糖量高，摄入会促进肿瘤细胞生长，不适合肿瘤患者；同时，常规饮食中的蛋白质摄入量较少，这会导致全身的炎症反应加剧，使得身体消耗更多的蛋白质。而蛋白质的不足又可能引发水肿、伤口愈合缓慢和免疫力下降等一系列不良后果。

4. 营养风险界定

绝大多数肿瘤患者存在营养风险，对存在的营养风险如不进行及时治疗将演变成营养不良。

二、放化疗患者营养不良的危害

营养不达标导致病情加重、并发症增加、治疗效果变差，生存期缩短。良好的营养状况能够更好改善患者生活质量，改善治疗效果。营养达标，获益多多：放疗、化疗等治疗效果更好；不良反应更少生存期延长；减轻恶心、呕吐、乏力等不良反应；减少肿瘤的痛苦；提高生活质量；减少感染等并发症的发生。

三、怎么样吃才能预防和纠正营养不良

为了实现营养达标，需要吃够、吃对。吃够是指肿瘤患者摄入的能量要足够，吃对是指肿瘤患者摄入的食物种类要合理。

1. "吃够"

恶性肿瘤患者膳食营养处方专家共识推荐，肿瘤患者需要按照每天每公斤体重 25~30kcal 的标准摄取能量。例如肿瘤患者体重 60kg，那么其每日目标摄入能量为 1500~1800kcal。

	每日食谱推荐和参考				
早餐	海参青菜疙瘩汤	面粉50g，青菜50g，海参30g	下午餐	桂花蒸紫薯	紫薯100g，糖桂花20g
	煮鹌鹑蛋	鹌鹑蛋50g		酸奶	原味酸奶150g
	蒜蓉炒菠菜	菠菜100g		水果	红心火龙果100g
上午餐	百合蒸南瓜	南瓜100g，鲜百合20g	晚餐	米饭	大米50g
	水果	奇异果100g		板栗烧鸡腿	板栗50g，去骨鸡腿肉80g
	果仁	果仁碎15g		白菜豆腐汤	白菜50g，豆腐30g，香菜5g
午餐	鲜肉蔬菜水饺	瘦肉、蔬菜、面粉各50g	晚加餐	牛奶	牛奶200ml
	红烧带鱼	带鱼100g，蒜子20g			
	虾仁豆腐蔬菜堡	虾仁10g，豆腐50g，蔬菜50g			

2. "吃对"

肿瘤患者提倡高蛋白、低糖饮食，并增加膳食纤维摄入。中国传统饮食以糖（碳水化合物）为主，这种饮食结构不适用于肿瘤患者，应合理添加蛋白质和脂肪等营养成分。对于那些不能适应高蛋白、高脂肪饮食的肿瘤患者，可以合理添加富含蛋白质和脂肪的肠内营养制剂。

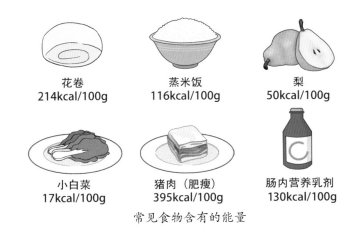

花卷
214kcal/100g

蒸米饭
116kcal/100g

梨
50kcal/100g

小白菜
17kcal/100g

猪肉（肥瘦）
395kcal/100g

肠内营养乳剂
130kcal/100g

常见食物含有的能量

四、总结

营养不达标危害多，患者需要重视自己的营养状态并评估是否营养达标。常规饮食难以满足营养需求，吃够、吃对两者都要兼顾，可以在适当的时机合理添加肠内营养制剂，选择肠内营养需要牢记五特征：能量密度高、糖脂比合适、有肿瘤适应证、含免疫成分，有国药准字号。

（邓英蕾）

"乳"此可怕？关于乳腺癌的那些事

一、什么是乳腺癌？

乳腺癌（breast cancer）是指发生于乳腺上皮组织的恶性肿瘤，女性占 99%，男性占 1%。乳腺癌是女性最常见的恶性肿瘤之一，是严重危害女性健康的主要疾病，常被称为"粉红杀手"。

二、乳腺癌发病现状

根据世界卫生组织国际癌症研究机构 2020 年最新发布的数据显示，乳腺癌已经取代肺癌成为全球第一大癌症。2020 年，全球乳腺癌新发病例高达 226 万；我国每年新发病例 42 万，死亡 12 万，约每 5 分钟确诊 4 个乳腺癌患者，每 5 分钟死亡 1 个乳腺癌患者。我国乳腺癌的发病率正逐年上升，发病高峰在 40~50 岁左右，以中年女性居多，并且我国乳腺癌就诊时间较晚。

三、乳腺癌高危因素

（1）年龄方面，月经初潮年龄 <12 岁；绝经年龄 >50~55 岁；

行经 >42 年；初产年龄 >35 岁高于无生育者。

（2）肥胖、长期高脂肪摄入者。

（3）长期服用外源性雌激素者。

（4）精神抑郁、长期焦虑者。

（5）长期吸烟饮酒者。

（6）患有乳腺良性疾病者。

（7）遗传因素者。

（8）电离辐射者。

四、乳腺癌早期症状

1. 肿块

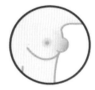

2. 静脉显现

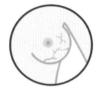

3. 乳头内陷

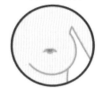

4. 表面溃疡

5. 发热或者发红

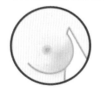

6. 橘皮样改变

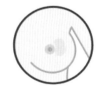

7. 新增分泌物

8. 乳头周围湿疹

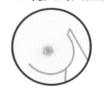

9. 形状或大小改变

五、乳腺癌的自查

（1）举　抬起一侧手臂看另一侧乳房是否正常随之抬起，乳房上部与腋下结合部有无异常。双手举过头顶，身体转向一侧观察乳房的侧面、轮廓和曲线有无变化。

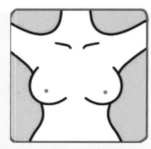

（2）看　面对镜子双手下垂，仔细观察两边乳房是否对称、乳头是否在同一水平上；观察乳房的形状、表面的肤色，是否有无凹陷，乳头有无分泌物。

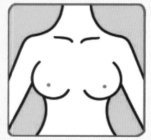

（3）掂　张开五指，用指腹分别掂掂左右两侧乳房，检查是否有肿块。双手平稳放在腰部，发力使胸部的肌肉紧张起来，观察乳房是否有不同以往的线条。

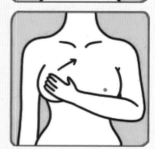

（4）揉　并拢除大拇指以外的其余四指，分别在两侧乳房上滑动，以画圈的方式先从内侧滑动到外侧，再从外侧滑动到内侧。如果滑动被卡住，则可能有肿块。

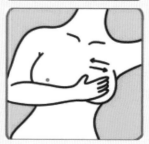

（5）按　侧躺，将一个坐垫垫在一侧胸部的下面，然后移动四肢指腹，检查有无肿块；以同样的方式再检查另一边乳房。

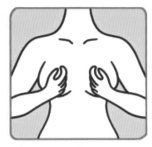

（6）掐　把四指放到腋下，检查有无肿块；然后稍微用力抓乳晕，检查有无溢液。

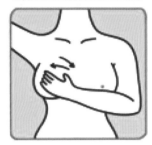

六、乳腺癌的筛查

（1）钼靶 X 线：对发现乳腺微小钙化灶有明显的优势，具有对大乳腺及脂肪型乳腺检出率高的特点。35 岁以下的女性不建议用钼靶 X 线作为常规乳腺癌筛查；35~40 岁之间的女性建议每 2 年进行一次筛查，40 岁以上女性建议每 1 年进行一次筛查。

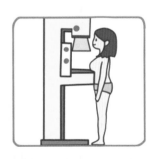

（2）乳腺超声：对发现乳腺囊性病变以及乳腺病变血管的情况有明显的优势。简单、安全、无辐射，适用于所有患者的乳腺癌筛查及乳腺病灶的随访（包括哺乳期及孕妇），在致密型乳腺癌患者的检查中有明显的优势。常用于年轻女性，乳腺超声已经成

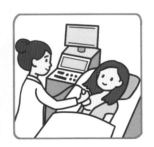

为乳腺疾病首选的影像检查资料。

（3）乳腺磁共振：对乳腺病变具有较高的敏感度，对于发现乳腺微小结节有明显的优势，能检出多发病灶、隐匿性病灶，还可以对肿瘤范围进行分期评估。

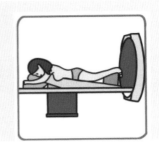

七、乳腺癌的防治

保持健康的生活方式，调整生活节奏，减少精神上的紧张和心理的焦虑情绪，保持积极乐观的心态。在饮食上以清淡、低脂和高纤维为主，多吃新鲜蔬菜、水果和谷类等富含维生素的食物，少吃油炸类、高脂肪类食物。定期进行乳腺检查，有乳腺癌家族史或乳腺癌病史的女性更应该重视。

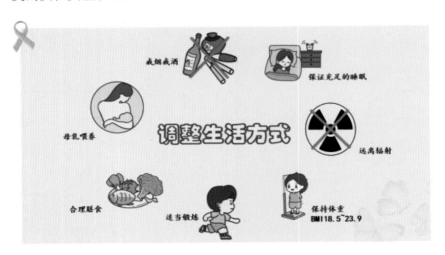

八、关于大家的困惑

1. 得了乳腺癌怎么办？

乳腺癌治疗手段多种多样，包括手术、放疗、化疗、内分泌治疗和靶向治疗等手段。外科手术作为乳腺癌的主要治疗手段，还包括乳腺癌改良根治术、保乳术、乳房切除术 + 乳房重建术等方式。患者需到正规医院就诊，医生根据个人情况选择相应的治疗手段。

2. 佩戴文胸会增加乳腺癌风险吗？

钢圈胸衣压迫乳房的淋巴系统，引起毒素堆积进而导致乳腺癌的说法，已被广泛揭穿为不科学。事实上，无论穿何种类型的文胸或不同松紧度的衣服，都与患上乳腺癌没有任何联系。女性朋友们只要选择合适的胸衣，注意个人卫生，勤换勤洗，那么对健康是没有影响的。

3. 小胸的女性患乳腺癌风险更小？

乳房的大小和患乳腺癌的风险之间没有任何联系，但是和肥胖有一定联系，所有女性，无论乳房大小，都应该定期筛查和检查。

4. 乳腺癌诊断书等同于死刑判决书？

80% 乳腺癌确诊病例没有出现转移，这些患者五年存活率高达

80%，一些患者治疗后生存质量很高，特别是乳腺癌的治疗手段日新月异，只要尽早发现，患乳腺癌不等同于生命的终结。

5. 假体植入会增加患乳腺癌的风险吗？

乳房假体植入并没有使乳腺癌的风险增加，但是乳房假体植入不适合于未生育哺乳的女性。

乳腺癌的危害需要引起社会的广泛重视，我们应该了解乳腺疾病的相关知识，掌握乳腺自我检查的方法，养成定期乳腺自查和筛查的良好习惯，保持一个健康的身体和心理，做到早发现、早诊断、早治疗。

（洪晓倩）

"乳"此，新生

"我是三个孩子的妈妈，小宝刚出生两个月，从来没想过，自己乳房上长的一个小包块，竟然会是乳腺癌。"31 岁的小雅（化名）哭着说着自身经历。刚生完宝宝没多久，小雅无意间发现自己乳房上长了一个小包块，以为是积奶了，就没太在意。结果去医院一查，竟然是乳腺癌。这是临床上真实的案例，三个孩子的宝妈，一纸诊断打破了她所有的美好与幸福，在后期的诊疗过程中，我们了解到，这位妈妈对于乳房的健康知识完全不知晓，相信这并不是个例。

这个曾经夺走陈晓旭、姚贝娜、阿桑等明星生命的"红颜杀手"到底离我们有多近呢？

据全球癌症最新数据显示，全球乳腺癌新发病例数高达 230 万，乳腺癌以 67 万死亡病例数超越胃癌，成为全球第四大癌症杀手，远超子宫癌和卵巢癌等妇科恶性肿瘤，成为威胁全球女性健康的头号杀手。

如果能早点发现乳房的细微变化，早点给予乳房一份关注，也许我们的生活会更美好！

所以，树立正确的防癌意识，坚持自我检查，乳腺癌可防、可控、不可怕，学会自检，远离乳腺癌，建议女性朋友都要定期做乳房自检。

那我们什么时候做乳房自检最好呢？

最佳时间是每次月经来潮后第7~10天左右或月经结束后2~3天，此时雌激素对乳腺的影响最小，乳房处于相对静止状态，容易发现病变。停经的女性朋友可以每月固定一天检查。

乳房自检分两步。第一步，看。站在镜子前面，脱掉上衣，充分暴露胸部，双手高举看，双手叉腰、挺胸、收腹看。看乳房大小是否对称、两乳头是否在同一水平线，双侧乳头有无内陷，乳房皮肤有无红肿、湿疹、破溃、酒窝征或橘皮样改变。看乳头有无液体溢出，如有透明、白色、黄色液体，我们随访并定期观察就好；如有暗红色、咖啡色等血性液体，那我们就要注意啦，提示有癌变的可能，这时候应前往专科医院进行检查。

第二步，摸。摸乳房有无肿块，这一步我们可在洗澡的时候进行，抹好肥皂，便于滑动触诊，以乳头为中心画两条线，分为四个区域，一手放于脑后，另一手用食中环三指并拢伸直，由浅入深滑动触诊，从外上—外下—内下—内上顺时针方向环形触摸，用同样的方法摸对侧。对于乳房比较大的女性朋友，建议躺下摸，肩下垫一小枕，一手放于脑后，再次用同样的方法检查乳房。触诊过程中，切忌用手抓捏。检查乳头，用大拇指和食指轻轻抬起乳头并挤压，看乳头有无溢血、溢液，避免用力。

摸完乳房，我们还需摸腋窝淋巴结，抬高上臂，暴露腋窝，首先触诊顶部淋巴结、前壁淋巴结、内侧淋巴结、后壁淋巴结、外侧淋巴结，发现异常应立即前往专科医院就诊。

乳房自检的方法大家都学会了吗？如果记不住也没关系，我们专门为大家编辑了顺口溜。

一看二摸三挤捏

洗澡时，睡觉前

先举手，后叉腰

对着镜子仔细看

颜色大小和高度

左右对称很重要

左摸右，右摸左

手指平移回腋窝

疑有异常快就医

那么，没摸到肿块就万事大吉了吗？当然不是。自检术不能代替医院的正规检查。除自检外，凡30岁以上妇女，最好每年请专科医生检查一次；40岁以上妇女，每半年请医生检查一次，以便及早发现病变，防患于未然。

最后，让我们一起携手关注乳房，共筑女性健康。

（彭雪梅）

是软肋也是盔甲

——乳腺癌放疗皮肤反应如何应对

放射治疗是乳腺癌治疗的重要部分，但是放射治疗带来的皮肤损伤，即放射性皮炎一直是困扰乳腺癌患者的顽疾，皮肤的破损，甚至溃烂、疼痛，以及对疼痛的恐惧，使得乳腺癌患者身体和心理上都面临挑战。部分患者因皮肤损伤而中断甚至停止放疗，对生存预后造成不利影响。今天我们对乳腺癌放疗皮肤反应的管理进行介绍，希望能帮助广大乳腺癌患者更好地应对皮肤反应。

一、照射线为什么会引起皮肤损伤？

我们的皮肤由表皮、真皮和皮下组织组成，表皮是最外层的部分，是皮肤的保护层，真皮层可以不断增殖产生新生细胞向表皮层迁移分化。

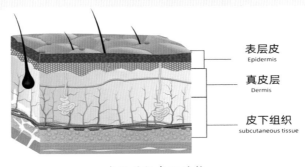

皮肤的组成及结构

放射治疗是通过各种放射线穿透皮肤到达治疗部位。这些射线不仅会伤害表皮层，也会损伤真皮层，皮肤的增殖能力受到影响，不能及时修复受损的表皮，最终导致皮肤红

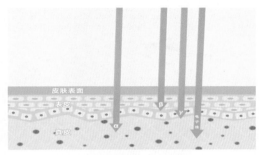

放射线穿透皮肤

斑、脱皮、破损，严重时出现疼痛、分泌物甚至皮肤坏死。

因颈前部、胸部皮肤褶皱较多，对放射线敏感，并且容易出汗，乳腺癌放疗患者更易发生皮肤反应。同时对于乳房较大、乳房重建和假体植入的患者发生严重皮肤反应的风险更高。

二、如何预防放射性皮肤损伤？

放射性皮炎重在预防，在开始放疗时我们就要对照射区域的皮肤进行保护。

（1）尽量穿宽松透气的纯棉衣物，避免内衣过紧过厚。

（2）照射区域的皮肤要保持干燥，避免大量出汗。

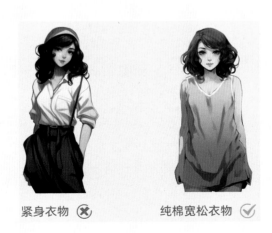

紧身衣物 ✗　　　纯棉宽松衣物 ✓

（3）外出时要注意防晒，减少阳光直射。

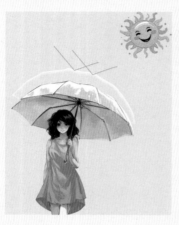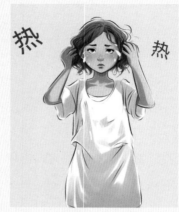

（4）洗澡时要用温水和柔软的毛巾轻轻冲洗，不要用力搓洗，避免使用任何化学洗涤用品，如沐浴露、肥皂、洗发水等。

（5）可使用医用射线防护喷剂保护照射野皮肤。

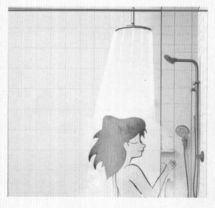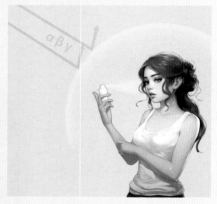

（6）放疗期间营养搭配也要合理，进食优质蛋白、高维生素食物，忌辛辣刺激，多饮水，保持皮肤充足水分，规律运动，保持心情舒畅，提高皮肤抵抗能力。

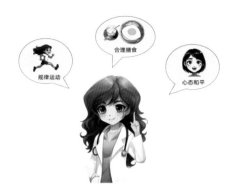

三、发生放射性皮炎要怎么办?

尽管在治疗开始就采取了预防措施,仍有部分患者出现放射性皮炎,这时就需要根据皮肤损伤的严重程度采取不同的治疗方式。

一般我们将放射性皮炎分为4级,1级放射性皮炎表现为皮肤轻微的红斑和干性脱皮,可伴有瘙痒刺痛感,一般不停止放疗。

皮肤护理措施主要包括局部皮肤的清洁和保湿,可使用亲水性的润肤剂涂抹皮肤,涂抹的范围要大于照射范围,不宜过厚,避免使用含有香精和刺激性化学物质的霜剂。

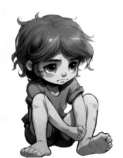

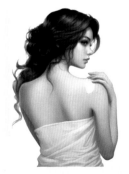

润肤剂

2级和3级的皮炎表现为湿性脱皮，皮肤水肿，此时疼痛明显加重，摩擦时可有出血。

这时就需要暂停放疗，在皮肤脱皮的部位使用敷料，预防皮肤感染，如果分泌物较多，考虑合并感染时就需要使用外用的抗生素软膏，皮炎症状好转后可考虑继续放疗。

湿性皮炎未能控制就会发展成4级皮炎，表现为皮肤溃疡、出血、坏死。此时需要终止放疗，由医生对皮肤进行专业的护理。如果已经有感染，需要全身使用抗生素，溃疡严重时可能还需要植皮治疗。

放射性皮炎并不可怕，护理人员会根据不同的皮肤损害程度采取正确的护理方式。此外我们需要保持良好的心情，增强免疫力，从容应对乳腺癌放疗带来的不良反应。

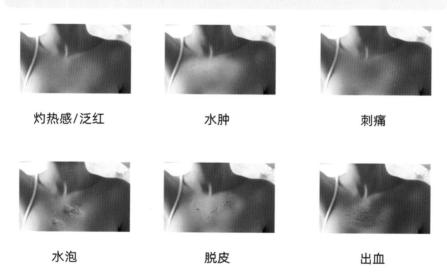

灼热感/泛红　　　　　　水肿　　　　　　　刺痛

水泡　　　　　　　　脱皮　　　　　　　出血

（邵珊珊）

乳腺癌与中医药

为什么会得乳腺癌呢？在中医药概念下，乳腺癌发生的病因病理情况，到底是怎么样的呢。在黄帝内经《素问·生气通天论》里面有这样一个词，叫阴平阳秘，那何谓阴平阳秘呢？"阴平"即阴气平顺，"阳秘"即阳气固守，是阴阳两者互相调节而维持的相对平衡。所以如果阴阳失衡的话，则会导致疾病的发生。

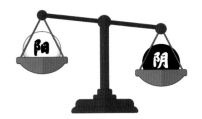
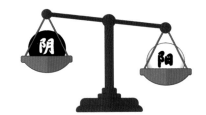

我们举个具体的例子，如果你气血亏虚，那么六淫（像风、寒、暑、湿、燥、火）就会入侵你的身体，可能就会造成你的肝脾损伤、冲任失调以及脏腑功能的失调，进一步导致你气滞、血瘀、痰凝、毒聚结于乳络处，最终发展成为乳腺癌。

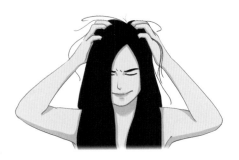

那乳腺癌的治疗方法有哪些呢？像我们所熟知的手术、放化疗、靶向治疗、内分泌治疗以及辅助治疗，中医药治疗就包含在辅助治疗里面。我们在进行中医药调理的时候，需要谨记以下几点。术前，需要调理心态、疏肝解郁、宁心安神、调理冲任（可以食用柴胡疏肝散）；

术后，需要健脾和胃、补气养血（可以食用归脾汤、当归补血汤）；化疗期间，可能造成肝肾亏虚、脾肾两虚的情况（可以食用六味地黄丸＋归鹿二仙丹或者是四君子汤）；那放疗期间，身体可能会气血两虚（可以食用百合固金汤＋四君子汤进行调理）；内分泌治疗期间呢，我们可以进行调理冲任（食用二仙汤）进行滋养调理。但是中药的服用也是会有一定副作用的，所以建议在服用中药的时候，需要进行其他辅助治疗功能，还需要定期复查。没有症状的情况下不需

要长期连续的服用，并且方随症变。在日常饮食过程中，我们需要医食同源，可用食疗来补充或替代。但需要提醒各位千万不要把中药看成神药！

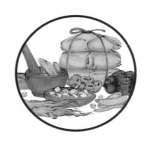 ≠ 神药

刚刚提到了医食同源，下面我们详细讲讲在放化疗期间的饮食原则以及饮食建议。

（1）不需要太多禁忌。

（2）化疗期间讲究饮食多样化。

（3）改变烹调的方法，改变食物的色、香、味，进而增加病人的食欲。

（4）进食要细嚼慢咽，饭后一小时不要平卧，进行适当的活动，化疗前一小时不宜进食过饱。

（5）远离可能含有激素类的食物（药材）：如燕窝、雪蛤、蜂王浆、羊胎素、胎盘（紫河车）、脐带等。

（6）宜多吃增强免疫力的食物。如食用菌类（猴头菇、香菇、银耳等）、藻类、红枣、灵芝、洋葱、核桃等。

（7）多吃有抗癌作用的食物，如甲鱼、蘑菇、黑木耳、海藻等。

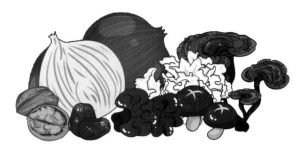

在放化疗期间可能会出现恶心、呕吐、食欲下降以及白细胞下降的情况，这个时候我们应当进行一定的饮食调理。

在恶心、呕吐、食欲下降时：①可进食开胃食品，如山楂、山药、萝卜等，少食多餐，避免饱胀。②消化功能较弱，饮食以粥类为主，如乌鸡滋补粥、莲子百合桂圆粥、山药薏米红枣粥、红枣银耳羹等。③呕吐时将生姜片含在嘴里，有一定的止呕作用。

在白细胞下降时，可以食用以下食物进行调理：①常见增加白细胞的食物有大枣、香菇、牡蛎。②补充高蛋白饮食，如奶、鱼、海参等。③用红豆、红皮花生、红枣、枸杞、红糖每天煮水喝，能提升白细胞、血红蛋白的水平。④可吃一些"五黑"食物，像黑芝麻、黑豆、黑米、黑枣、核桃。中医认为，"黑可入肾"，可以补肾填髓，有助于血象的提高。

关于在化疗过程中的中药食疗又有哪些好方法呢？我们在化疗的时候可以参考这两道食谱。

（1）滋阴健脾粥：可缓解化疗期间食欲不振、口干、乏力等症状。制作方法是桂圆 20 克、莲子 20 克、山药 50 克、薏苡仁 50 克、粳米，加水煮粥。

（2）八宝粥（可以补中益气）：党参、白术各 15 克，山药、茯苓、芡实、莲子、薏苡仁各50克，大枣10枚，红糖适量，糯米，加水煮粥，可以用于放化疗后食欲不振、倦怠乏力、多汗等症状。

上述我们了解到身体阴阳失衡会导致乳腺疾病的发生，其实情志调节不当跟乳腺疾病也是息息相关的。情志调节它是根据情志及五脏间存在的阴阳、五行、生克的原理，用互相制约、互相克制的情志，来转移和干扰原来对机体有害的情志，藉以达到协调情志的目的。

五行	木	火	土	金	水
五志	怒	喜	思	悲	恐
正常五志	大义凛然 公正严明	欢乐 高兴 平静 安详 宽容 友善 和气 忍耐 自信	积极思考 聪慧	忧己之过 悲己无能 反省自己	担心
失常五志	恼怒 气愤难平 无理指责 抵触	得意忘形 玩物丧志 骄傲自大 失神狂乱	思虑过度 心事重重 魂不守舍	悲哀 悲痛 忧愁	害怕 恐惧

如果无法合理的控制应用，我们可以采取五行情志心理疗法。它是用五行相生相克的理论来表述，基本原理是脏腑情志论和五行相克论的结合。即运用一种情志纠正相应所胜的另一种失常情志，或使一种失常情志快速地向另一种正常情志转化，因此在心理治疗方法上独具特性，以下这些引用我们可以从中进行体会。

清代《冷卢医话》中记一江南书生因考中状元，在京城过喜而发狂，大笑不止。名医徐洄溪就诊，佯称其病不可治，告之逾十日将亡，并吩咐他速回家，路过镇江时再找一位姓何的医生，或许能起死回生。书生经此一吓，果然病愈，但又因此郁郁寡欢往回走。至镇江，何医生把徐洄溪早已送来的书信给书生过目，并解释其中的缘由，于是书生经开释，病痊愈，这是用了恐（水）克喜（火）的方法。《续名医类案》中记有一书生患单相思，诸病缠身，百药不治。一医士诊后即告书生所思女子在外对人言其"不自量力，癞蛤蟆想吃天鹅肉"，书生听后大怒并痛骂，遂不思，病果愈，这是用了怒（木）克思（土）的方法。

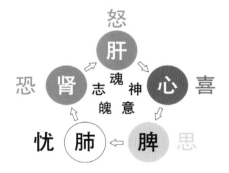

因为长期情绪不安也是影响疾病预后的主要因素之一，所以我们需要有效调控自己的情绪，可以尝试从以下三个方法进行调整。

一吸：在心情不高兴的第一时间里，通过自我觉察，立刻做"深呼吸"。

二离：暂离现场。克制愤怒，首先要冷静，不让自己马上做出反应；或者数数，从1数到15，再发火。

三宣泄：暂离现场后，立刻找到另一个活动来调整情绪。避免压抑带来的伤害，可以通过泄洪闸的方式排解出去。表达自己的感受，进行合理的宣泄。宣

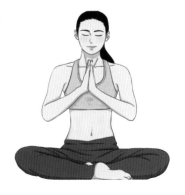

泄的方式也有很多种，我们可以说一说；写一写；动一动；哭一哭；喊一喊；笑一笑。让自己有效的控制消极的情绪。

对于战胜疾病的人格特质，美国洛杉矶加州大学医学院从事身心效应研究的诺曼卡森斯在报告指出，能够战胜疾患的幸存者，都有下列几项共同的特点：

· 热爱生活。

· 对疾病泰然处之。

· 坚信自己的康复能力。

· 有幽默感且心情开朗。

· 尽管医师预言不乐观，仍有自信认为自己能够活下去。

· 深信治疗效果。

因此我们在战胜疾病的过程当中，可以参考下列做法。

（1）可以参加一定的社团活动，适当吐露自己的情绪，获得情绪支持与鼓励。也可以借助别人的经验来帮助自己站起来，甚至可以把自己的经验传授给别人。

（2）培养自己的兴趣爱好，读书看报，看些有意义的影视作品，例如《双重人格》《美丽的心灵》《爱德华大夫》《公民凯恩》等等。

（3）适当锻炼身体。

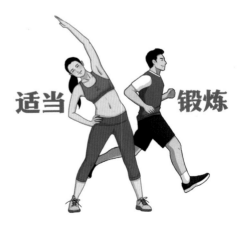

（4）需要家人的理解与关爱。

家人之间相互理解与关爱是非常重要的，因为家人的支持与陪伴会使得患者在面对治疗的痛苦时，能更坚强地度过困境。

最后，我想把这些话送给患者：天空还是那么晴朗，阳光还是那么灿烂，人生还是那么精彩。你不能决定生命的长度，但你可以控制它的宽度。

（方红燕）

乳腺癌健康大作战

乳腺癌是全球女性中发病率最高的恶性肿瘤，发病率以每年约2%的速度增长，全世界每年约有120万女性罹患乳腺癌，有50万女性死于乳腺癌，北美、北欧是乳腺癌的高发地区，发病率约为亚、非、拉美地区的4倍，近年来新发病例数以每年3%~4%的速度增长。中国乳腺癌的发病年龄在45~55岁，比美国发病年龄早了10年，有62.9%的女性确诊时还未绝经。

全国肿瘤登记地区乳腺癌发病率位居女性恶性肿瘤的第一位，乳腺癌中99%发生在女性，男性仅占1%，中国乳腺癌新发病人数占全世界的12.2%，死亡人数占9.6%。

哪些是乳腺癌的高危人群呢？家族中有患乳腺癌的女性；月经初潮早于12岁或者绝经年龄大于55岁的女性；从未生育或生育晚的女性；生育后哺乳时间较少或人工哺乳的女性；其他危险因素包括乳房肿块、长时间应用雌激素以及拥有不良生活习惯的人群。

乳腺的检查方法包括自查以及影像学检查。

乳房自查一般是在洗澡时仔细查看乳房有没有硬块、乳头湿疹样皮肤或腋下分泌物；乳房有无变形、皮肤有

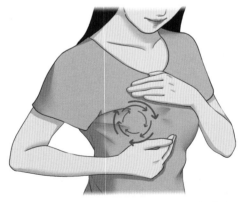

左三圈右三圈，不漏掉任何一个地方

无溃烂或橘皮样改变。影像学检查包括彩超、钼靶。

彩超及定位

乳腺钼靶及定位

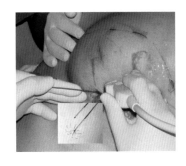
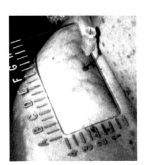

乳腺癌临床分期包括局限性早期乳腺癌（Ⅰ期–ⅡB期）、局部晚期乳腺癌（Ⅲ期）和转移性乳腺癌（Ⅳ期）。确诊乳腺癌之后不要惊慌，目前外科和新兴影像学技术的结合可以首先通过影像学引导的活检做到病灶诊断，评估保乳手术的可行性以及新辅助治疗后的疗效，然后通过治愈或者延缓病变进展来延长生存期，缓解症状，改善生活质量，最大限度地减少治疗带来的不良反应。

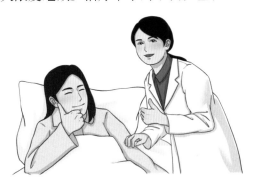

乳腺癌的治疗已经进入综合治疗时代，局部治疗与全身治疗并重，乳腺外科发展趋势已经进入了个体化应用与新兴技术结合的综合化治疗阶段。手术治疗一定要切的彻底，手术切除范围至少距肿块边

缘 1mm，如有必要还要进行腋窝淋巴结清扫。针对乳房全切的患者还可以进行乳房再造，乳房再造按照重建材料可以分为假体重建和自身组织瓣重建。按照时间可以分为即时再造和延时再造。

乳腺癌的术后治疗又叫辅助治疗，因为局部区域治疗后可能有微转移导致病变复发，通过术后辅助治疗可以减少局部区域治疗后复发的可能性。乳腺癌的术前治疗又叫新辅助治疗，目的是在局部治疗（手术）前缩减肿瘤体积（缩瘤），为无法手术的患者创造手术机会，杀死微转移肿瘤细胞，评估肿瘤细胞对化疗药物的反应。

乳腺癌可以分为 Luminal A 型（ER，PR+，HER2-，Ki67+ < 14%，百分比为患者样本免疫组化染色结果）、Luminal B1 型（ER/PR+，HER2-，Ki67+ $\geq$ 14%）、Luminal B2 型（ER/PR+，HER2 过表达）、HER2 过表达型（ER-，PR-，HER2 过表达）、三阴性乳腺癌（ER，PR-，HER20 或 HER21+）。其中前三种预后较好，可以选择内分泌或者联合靶向治疗，后两种只能使用化疗或免疫治疗，预后较差。内分泌治疗是通过抗雌激素作用抑制乳腺癌的增殖，ER 和 PR 均为阳性时，有效率可达 70%，当两种受体中只有一个为阳性时，有效率约为 50%，而当 ER 和 PR 均为阴性时，有效率仅为 10% 左右。靶向治疗是通过靶向药物与 HER-2 受体结合，阻断肿瘤的生长信号，从而抑制肿瘤细胞生长。而化疗是乳腺癌治疗中最为常用的治疗方式，因为肿瘤在生长过程中，会有一部分肿瘤细胞侵入血液或是淋巴循环，成为日后复发转移的危险因素，化疗可以最大限度地杀灭逃跑的肿瘤细胞，降低复发转移风险。

自 20 世纪 90 年代全球乳腺癌死亡率出现下降趋势，一是乳腺癌筛查工作的开展，使早期病例的比例增加；二是乳腺癌综合治疗的开展，提高了疗效。乳腺癌已成为治疗疗效最佳的实体瘤之一。

  乳腺癌患者在治疗结束后，应尽量使体重达到并保持在正常范围，对于已经超重或肥胖的乳腺癌患者，推荐降低膳食能量摄入，并接受个体化的运动减重指导；对于积极抗癌治疗后仍然处于营养不良或体重过轻状态的患者，必须由专科医师和营养师进行评估、制定和实施营养改善计划，推荐进行一定的体力活动，帮助改善身体机能和增加体重，但应避免高强度剧烈运动。

  生命在于运动，乳腺癌患者可根据个人习惯和病情选择合适的锻炼方式。比如骨转移的患者应注意运动的强度和体位，对于多次放化疗后血小板低下的患者应避免剧烈活动。另外，运动时应注意天气，以免中暑或着凉感冒。

（苗鑫）

乳腺癌患者心理辅导方法及意义

乳腺癌是女性中发病率最高的癌症，据最新随访数据，早期乳腺癌 5 年无病生存期已接近 90%，我国发病率高达 0.04%，且近年来发病率呈逐年上升的趋势，患乳腺癌的年龄也有明显提前的趋势，严重影响妇女身心健康甚至危及生命。随着科学的不断发展，手术成为乳腺癌的主要治疗手段，包括乳腺根治术、乳腺改良根治术、全乳切除，其中乳腺癌患者的心理问题也越来越受到重视。无论哪种手术方式，都从不同程度上造成乳腺缺如，从而导致女性形体上的缺失感，使女性对自我形象产生抱怨，失去对生活的自信心，因此做好心理护理至关重要。在对乳腺癌患者治疗过程中，医护人员要给予患者心理护理疏导，帮助患者克服心理障碍，多与患者交流，了解患者的心理反应，鼓励患者多听音乐放松心情，及时给予心理疏导，关心体贴患者，使患者能够早日康复。

心理护理措施要根据乳腺癌患者心理特点、家庭情况、社会关系、性格特点等，有针对性的实施心理护理，制定合理、科学的心理护理计划。

1. 抑郁是最常见的患者心理问题

乳腺癌不仅切除了病变部位，也切除了女性的第二性征器官，此时患者恐惧手术所带来的痛苦会产生比较强烈的生理和心理应激反应，甚至会产生抑郁情绪，医护人员要重视与患者的心理交流，加深患者及家属的理解和信任，在住院期间，鼓励患者之间多交流多沟通，借用患者俱乐部等形式增强信心，保证各项治疗方案和疗程的顺利进行。同时也要对家属给予关心和帮助，努力做好患者家属的思想工作，使家属克服悲观情绪，与医护人员一道共同做好患者的思想工作。

2. 辅导患者正确看待疾病

大多数患者在得知自己被确诊为乳腺癌时，都表现出难以接受这一残酷的事实，由于对疾病的认识不足会出现恐惧、绝望，甚至轻生等不良心态。此时通过认知疗法，使用具有科学性、情感性、通俗性、安慰性的语言向病人介绍目前乳腺癌治疗方面的新进展，讲解乳腺癌的有关知识及不良心理状态对乳腺癌发生、发展、转移的影响，科室定期举办患教会，系统的讲解乳腺癌的疾病和治疗，对改善患者的消极状态使其能积极配合治疗，避免延误最佳治疗时机有举足轻重的作用。

3. 家庭及社会在患者心理健康中的重要作用

乳房是女性性感魅力及自信之所在，尤其是年轻女性，易出现焦虑、抑郁、自卑等心理反应，对乳房缺失更易出现"自我形象紊乱"。在整个护理过程中，医护人员应调动有效的社会支持来源，尽可能地让患者获得家属、朋友、同事的帮助和支持，树立战胜疾病的信心。在诸多支持因素中，患者丈夫的心理支持最为重要。

4. 康复操在康复中的应用

指导患者积极开展康复训练，首先可以进行小关节的活动，如手指关节及腕关节的活动，术后第四天可以进行上臂身躯运动。此后逐渐训练肩关节的活动程度，以"手指爬墙运动"的方式进行训练，直至患者能够进行举手、梳头等生活常规动作。可以定期在科室组织患者集体做康复操（如下图），在康复身体的同时能改善患者的心情，帮助患者建立康复的信心。

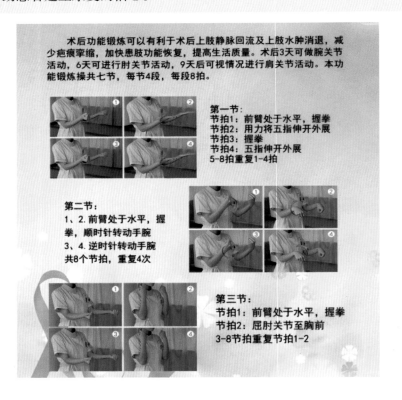

术后功能锻炼可以有利于术后上肢静脉回流及上肢水肿消退，减少疤痕挛缩，加快患肢功能恢复，提高生活质量。术后3天可做腕关节活动，6天可进行肘关节活动，9天后可视情况进行肩关节活动。本功能锻炼操共七节，每节4段，每段8拍。

第一节：
节拍1：前臂处于水平，握拳
节拍2：用力将五指伸开外展
节拍3：握拳
节拍4：五指伸开外展
5-8拍重复1-4拍

第二节：
1、2.前臂处于水平，握拳，顺时针转动手腕
3、4.逆时针转动手腕
共8个节拍，重复4次

第三节：
节拍1：前臂处于水平，握拳
节拍2：屈肘关节至胸前
3-8节拍重复节拍1-2

5. 放、化疗期的心理干预

大部分患者害怕放、化疗过程中的身体损伤及副反应。医护人员可通过向患者解释有关放、化疗方面的知识，说明化疗引起的骨髓抑制、恶心、呕吐、脱发等症状都有针对性的使用药物，是可以基本控制的。通过音乐疗法、松弛疗法等分散患者的注意力使各器官协调一致，免疫、内分泌系统恢复平衡，可减轻副反应的发生。多科室的MDT沟通可以进一步让患者了解治疗的全过程，进而减少恐惧心理。

6. 出院后长期随访及心理辅导

做好出院健康指导，详细介绍出院后注意事项，如不宜测患肢血压，避免患侧行静脉穿刺，避免用患肢搬动、接提重物，遵医嘱定期复查等。针对乳腺癌患者术后普遍存在的抑郁状况，应教会病人使用义乳，有条件的医院科室，还需要对已经出院的患者进行线上的患教会，及时处理患者在出院后面临的各种问题，帮助患者消除恐惧心理，同时强调定期复查和遵医嘱服药。

保持积极乐观的心态，有利于早日康复，与患者保持良好的沟通，有助于他们保持良好的心态和信心。掌握乳腺癌患者的心理特点并给予及时干预，积极进行心理疏导，可以有效改善乳腺癌患者因恐惧、愤怒、抑郁、对抗治疗的心理压力，使患者获得安全感和信任感，恢复自尊和自信，积极配合治疗，提高患者的生活质量。

（宋菁蓁）

肿瘤科普大家谈

中国抗癌协会"启航计划"优秀科普作品集（全五册）

主编　田艳涛　刘红　赵勇

分册主编　李勇　苏胜发

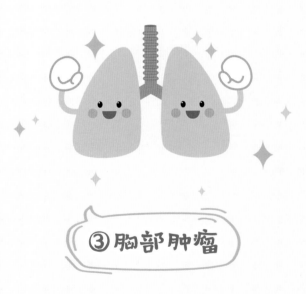

③胸部肿瘤

天津出版传媒集团

天津科学技术出版社

序　言

　　恶性肿瘤，也就是人们经常提到的"癌症"，已成为威胁人类生命健康的重要疾病。在中国，随着人口老龄化进程的加剧以及不健康生活方式的累积，肿瘤的发病率也在不断增加。对于普通民众而言，肿瘤往往伴随着过度恐惧、误解和无奈。很多人在面对肿瘤时，由于缺乏基本的肿瘤诊治科普知识，要么盲目地恐慌，要么拒绝针对性治疗，最终错过最佳的治疗时机。这一现实使得对肿瘤知识的科学普及变得刻不容缓！

　　《"健康中国2030"规划纲要》提出要建立健全健康促进与教育体系，提高健康教育服务能力，从小抓起，普及健康科学知识。加强健康科普教育、倡导健康生活方式、坚持定期健康体检，高危人群参与癌症早筛，是践行健康中国战略目标的重要环节；积极创作肿瘤防治科普作品，加快普及肿瘤防治科普内容，是推进全民预防、科学抗癌，实现"健康中国行动"目标的有效举措！

　　在此背景下，2023年由中国抗癌协会、中国抗癌协会科普专委会指导发起了"启航计划"——肿瘤防治健康科普作品征集活动，通过临床肿瘤医生的投稿与遴选，最终选出了乳腺肿瘤、胃肠肿瘤、胸部肿瘤、妇科肿瘤、淋巴血液肿瘤领域的多部优秀科普作品，经校对复核后正式出版。本书由相关领域学科带头人牵头，汇集了大量临

床一线肿瘤专家的临床经验、智慧和心血。图书内容严谨、特色突出；语言简洁明了、生动有趣；编写结构新颖，形式活泼，给读者轻松阅读的良好体验，且不失专业领域内的学科深度；有理有据，理论联系实际，使读者一目了然，并能与自身情况相联系，提高读者自我健康管理与常见肿瘤防治的意识，理性识瘤、辨瘤，坦然面对，不盲目恐慌，充分激发科普宣传的主动性和创造性，真正造福广大民众。

在此，感谢所有参与编写的专家、出版发行机构为增强民众防治肿瘤的信心所作的努力，为肿瘤防治临床研究与科普宣教给予的支持、为国家肿瘤防治和健康事业做出的贡献！

支修益

编 委 会

主 编

田艳涛　中国医学科学院肿瘤医院

刘　红　天津医科大学肿瘤医院

赵　勇　中国抗癌协会

妇科肿瘤　分册主编

李大鹏　山东省肿瘤医院

陈　刚　华中科技大学同济医学院附属同济医院

淋巴肿瘤　分册主编

张会来　天津医科大学肿瘤医院

俞文娟　浙江大学医学院附属第一医院

乳腺肿瘤　分册主编

刘　通　哈尔滨医科大学附属肿瘤医院

罗　婷　四川大学华西医院

胃肠肿瘤　分册主编

刘　联　山东大学齐鲁医院

宋飞雪　兰州大学第二医院

胸部肿瘤　分册主编

李　勇　南昌大学第一附属医院

苏胜发　贵州医科大学附属肿瘤医院

前　言

胸部肿瘤是全球范围内严重威胁人类健康的重大疾病，其中肺癌、食管癌等发病率和死亡率居高不下。《"健康中国2030"规划纲要》提出癌症患者5年生存率提高15%的目标，其中加强健康教育、普及健康生活是实现这一目标的重要环节。科普作品的创作及普及已成为践行健康中国的重要组成部分，在胸部肿瘤防治方面，积极创作相关科普作品，加快普及胸部肿瘤防治内容，对推进全民防癌、科学抗癌，具有重要的社会意义。

在此背景下，中国抗癌协会指导发起了"启航计划"——健康科普作品征集项目，携手临床肿瘤专家，秉持科学严谨的态度，通过通俗易懂的语言、丰富有趣的内容撰写本书，向大众普及肿瘤相关知识，帮助更多人预防肿瘤、科学识瘤、理性治瘤。

在内容编排上，本书详细介绍了肺癌相关基础知识和最新诊疗进展，包括肺癌的定义、症状、筛查方法、治疗手段以及预防措施等。此外，也对食管癌的发病特点、治疗方法以及预防要点进行了深入的阐述。本书语言生动形象，配图丰富有趣，通过拟人（如肺癌细胞的自述）等手法，将复杂的医学知识通俗易懂地呈现给读者，帮助读者更好地了解这些疾病，提高自我保健和防治意识。

本书的作者均来自一线胸部肿瘤资深专家，他们以专业的知识和丰富的经验，为读者呈现了一部通俗的胸部肿瘤科普读物。希望本书能够为广大读者提供帮助，让更多人了解胸部肿瘤，关注自身健康，积极制定预防和治疗措施，最大化减少胸部肿瘤给自身带来的危害。

任胜祥

目　录

关于肺癌，您了解吗？

肺癌是全世界发病率和死亡率最高的肿瘤，据国家癌症中心2023年发表的最新中国恶性肿瘤流行数据显示，肺癌仍位居中国恶性肿瘤发病首位，是名副其实的健康"头号杀手"。

一、什么是肺癌？

肺癌也称为原发性支气管癌或原发性支气管肺癌，世界卫生组织（WHO）定义为起源于呼吸上皮细胞（支气管、细支气管和肺泡）的恶性肿瘤。根据组织病变，肺癌可分为小细胞癌和非小细胞癌。发病高峰约在55～60岁，男性多于女性，男女比约2.1：1。

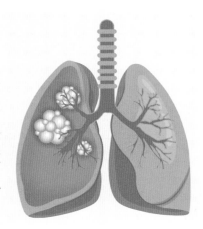

二、关于肺癌，有哪些症状需要我们注意呢？

长期咳嗽、胸痛、反复发热、痰中带血或咯血、气促、不明原因体重下降等症状。

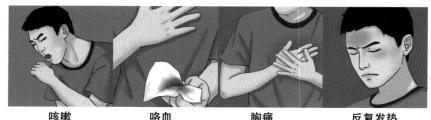

咳嗽　　　　咯血　　　　胸痛　　　　反复发热

三、肺结节一定是肺癌吗？

　　肺内小结节不等于肺癌，发现肺结节不必惊慌，如果是首次做胸部 CT 发现的肺部小结节，95% 以上是良性的，不用立即手术干预，可以遵医嘱定期到医院复查，密切关注结节的大小、形状、密度等变化。如果发现结节异常变化，或者患者出现症状，则需要尽快取得病理学诊断。

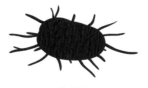

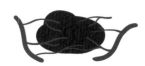

毛刺　　　　　　边界不清　　　　　血供丰富

四、肺癌早期为什么难发现？

　　早期的肺癌基本上没有明显的症状，待肿瘤长到一定程度，进入中晚期才会表现出明显的症状，此时肿瘤压迫了肺、气管等器官，会出现咳嗽、咳痰、胸闷、气短，甚至呼吸困难等症状，这就是为什么肺癌一发现就是中晚期的原因。

五、对肺癌说"NO"，从身边做起

1. 珍爱生命，远离烟草和吸烟的人

根据已有研究结果，吸烟和接触二手烟是肺癌的重要危险因素。2023 年在 127010 例肺癌死亡病例中，约有 103000 例癌症由吸烟导致，占比 81%，另有 3560 例癌症由二手烟导致。香烟中含有上千种化学物质，

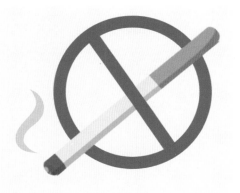

其中致癌物达到几十种，如多环芳烃类物质、尼古丁和焦油等，无论是主动吸烟还是接触二手烟都会增加患肺癌的风险。

2. 让油烟机多开一会

厨房建议选择具有足够马力的抽油烟机，并做好定期清洗，做饭时多使用蒸煮等烹饪方式。开火之前就打开抽油烟机，能最大限度减少有害气体。

3. 尽量远离空气污染

雾霾天尽量减少外出活动。室内经常通风换气，改善室内空气质量。

4. 良好的生活方式

饮食均衡、坚持运动、规律作息、及早治疗慢性病等，同时保持乐观积极的心态，不要因为一些小事生闷气。

5. 癌症早筛意识

及早发现癌症意味着更有效的治疗！一般来说，对于年龄50岁以上、吸烟者或戒烟不超过15年、有慢性肺部病史或有家族肺癌史等高危人群，建议每年进行一次低剂量螺旋CT肺部筛查。初步筛查结果为阴性的人员应当每年进行一次复查，以便及早发现和治疗可能潜在的肺癌。同时，非高危人群也可以考虑做一次低剂量螺旋CT肺部筛查，以排除潜在的健康问题。

（冯晓丹）

一个肺癌细胞的一生

我是一个肺癌细胞，原本生活在一个健康的身体里，我的爸爸是一个普通的肺上皮细胞，他和千万个其他肺上皮细胞一样，每天认真地负责肺部的换气工作，在分裂出我以后自然地衰老死亡。但是，在他分裂我期间，他的 DNA 受到严重的损伤，这个损伤也许是我所在的身体长期吸烟、饮酒直接导致，也许是因为熬夜、衰老而使修复 DNA 的工程师叔叔减少间接导致。总之，我发生了癌变。我不但长相仅依稀像我的爸爸，而且不具备一个正常肺上皮细胞的工作能力，还吃得很多，长得很快，并且比我的爸爸分裂得更快，寿命更长。

癌变：细胞在分裂时受到来自内部、外界两方面因素的影响，子代细胞中的 DNA 出现了差错，导致持续增殖，这个子代细胞就成为了癌细胞，由正常细胞到癌细胞的过程称为癌变。

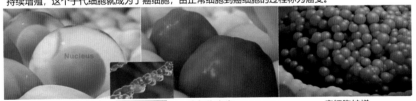

正常细胞分裂 —— DNA损伤 —→ 癌细胞产生 —————————→ 癌细胞扩增

原本，我这样的怪胎以往也会时不时产生，但是都被体内的警察叔叔——杀伤 T 细胞、NK 细胞和巨噬细胞抓走了。我害怕被抓，于是我想了好多办法来躲避，比如装死、伪装成正常细胞、偷走警察叔叔手里的悬赏画像（肿瘤的免疫逃逸）。我活了下来，快速地分裂出更多的癌细胞，他们有些和我很像，有些长得更怪异且破坏力更强。

免疫逃逸：指癌细胞可以通过一系列的机制，抵御免疫系统的攻击，从而躲避免疫系统的监视和杀伤。最常见的有隐匿自身抗原、表达抑制性分子等。

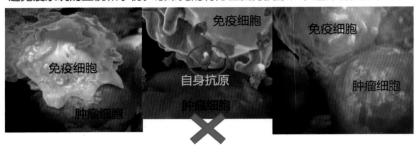

我们癌细胞越来越多，开始在肺里捣乱：我们占领了气道，我的身体主人开始咳嗽、呼吸困难；我们破坏了血管，我的身体主人开始咯血；我们长到胸膜上，这里有好多神经细胞，我们对神经细胞拳打脚踢，我的身体主人开始胸痛。

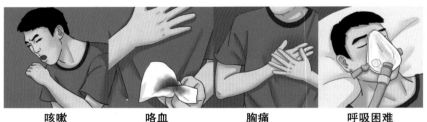

我和伙伴们不满足于只在肺部生活，我们想要去身体其他地方逛逛，于是有的直接穿透胸膜，有的沿着淋巴管、血管跑到更远的地方。遇到好的落脚点，我们就会在那里快速分裂扩增，破坏环境；落脚在肝脏，肝脏的细胞被我们挤得失去功能，身体主人出现黄疸、肝酶升高；落脚在骨骼，破骨细胞被我们骗去把正常的骨质吃去大半，身体主人出现骨痛，甚至可能骨折；落脚在脑部，我们不仅因为挤占了脑部不太宽松的空间导致身体主人头痛、恶心、呕吐，还会直接让脑部的神经细胞不工作或工作错误，身体主人会出现瘫痪、癫痫，甚至昏迷。

肺癌常见的远处转移部位：肝、骨、脑、肾上腺

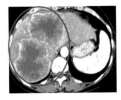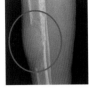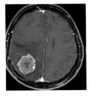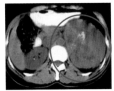

即使我们不去直接欺负别的细胞，但我们越来越多，所需要的食物也越来越多，我们必须抢夺正常细胞的食物，我们一边贪婪地进食，同时释放各种各样的代谢产物影响身体主人的食欲，于是我的身体主人越来越消瘦、无力。

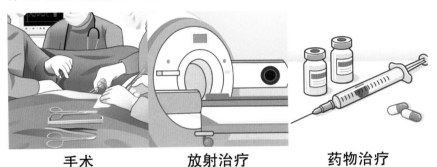

手术　　　　放射治疗　　　　药物治疗

最终，我的身体主人死亡了，我们也失去赖以生存的家园。死亡的前一刻，我回想起曾经健康的身体主人如何一步步被我摧毁，后悔不已。也许，我的身体主人如果不吸烟，好好休息，我的爸爸就不会把我生成一个怪胎；也许，在我还局限在肺部的时候，手术可以直接把我和坏伙伴们拿出体外；射线和很多药物也可以杀灭我们。虽然我已经没有了也许，但我希望其他的身体里的小伙伴们可以健健康康过完一生。

（尹文玮）

什么是肺癌？

肺癌也称为原发性支气管癌或原发性支气管肺癌，世界卫生组织（WHO）定义为起源于呼吸上皮细胞（支气管、细支气管和肺泡）的恶性肿瘤。肺癌是全球第一癌，号称"头号杀手"。在我国，每年新发肺癌病例近 80 万例，据国家癌症中心 2023 年发表的最新中国恶性肿瘤流行数据显示，肺癌仍位居中国恶性肿瘤发病首位。

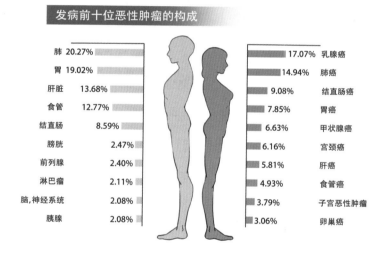

发病前十位恶性肿瘤的构成

肺 20.27%	17.07% 乳腺癌
胃 19.02%	14.94% 肺癌
肝脏 13.68%	9.08% 结直肠癌
食管 12.77%	7.85% 胃癌
结直肠 8.59%	6.63% 甲状腺癌
膀胱 2.47%	6.16% 宫颈癌
前列腺 2.40%	5.81% 肝癌
淋巴瘤 2.11%	4.93% 食管癌
脑,神经系统 2.08%	3.79% 子宫恶性肿瘤
胰腺 2.08%	3.06% 卵巢癌

肺结节是肺癌吗？

肺结节通常是指 ≤ 3cm 的肺部类圆形或不规则形病灶。肺内小结节不等于肺癌，发现肺结节既要重视，也不必太过紧张，更不能一概而论，以免陷入"一刀切"的误区。

肺癌发生的原因是什么？

肺癌的病因至今尚不完全明确。大量资料表明肺癌的危险因子包括吸烟（二手烟）、职业因素（从事石棉、砷、铬、镍、煤焦油及接触放射性元素相关职业）、大气污染（煤、汽油、柴油燃烧）、肺部慢性疾病（肺结核、矽肺、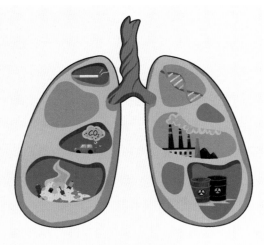尘肺等）、人体内在因素（如家族遗传、免疫机能降低、代谢活动，内分泌功能失调）、营养状况等。

哪些人群容易得肺癌？

年龄 45 岁以上，至少合并以下一项危险因素。

（1）吸烟 ≥ 20 包 / 年，其中包括戒烟时间不足 15 年者。

（2）被动吸烟者，与吸烟者共同生活或工作超过 20 年。

（3）有职业暴露史（石棉、铍、铀、氡等接触者）。

（4）有恶性肿瘤病史或肺癌家族史。

（5）有慢性阻塞性肺疾病或弥漫性肺纤维化病史。

肺癌的临床表现有哪些？

（1）肺癌原发病灶引起的症状：刺激性干咳、痰中带血或咯血、气短和喘鸣、发热、不明原因体重下降等。

（2）肺癌转移、扩散引起的症状：胸痛、声音嘶哑、吞咽困难；胸腔积液、心包积液；头面部和上半身瘀血水肿；瞳孔缩小、眼睑下垂、眼球内陷、额部无汗。头痛、呕吐、骨痛、腹痛、淋巴结肿大等。

（3）肺癌导致内分泌异常引起的症状：表现为杵状指、皮肤增厚；男性乳房发育；低血钾、肌无力或肌萎缩；低血钠、水肿、神经功能紊乱；皮肤潮红、腹泻等。

肺癌怎样确诊？

诊断肺癌主要有以下几个步骤。

（1）症状学诊断：根据患者的临床表现，如咳嗽、咳痰、咯血、胸痛等进行判断。

（2）影像学判断：胸部 X 线、胸部 CT、PET/CT 等。

（3）病理学（金标准）：病理细胞学检查，以明确诊断。

（4）分期：通过原发病灶大小及部位、淋巴结累及、远处脏器转移情况进行分期；TNM 分期。

（5）分子诊断：明确有无驱动基因，根据基因突变情况进行相应治疗，如靶向治疗；免疫表达情况等。

关于肺癌的预防和筛查建议

（1）戒烟。众多研究表明，
戒烟能明显降低肺癌的发生率，
且戒烟越早，肺癌发病率降低越
明显。因此，戒烟是预防肺癌最
有效的途径之一。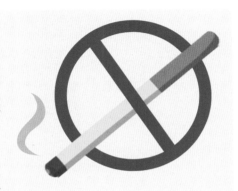

（2）养成良好的生活方式，
避免熬夜、保证睡眠、饮食平衡、
不酗酒、及早治疗慢性病等，同时还要保持乐观积极的心态。

（3）室内要经常通风换气，改善室内空气质量。在雾霾天尽量
减少外出活动。

（4）对于肺癌高危人群，建议行低剂量螺旋 CT（LDCT）筛查，
基线 CT 扫描以后，每年进行 1 次 LDCT 肺癌筛查。

（5）若检出肺内结节需至少在 12 个月内进行 LDCT 复查。

（6）肺内结节根据国情和效能以及我国人群特征，不推荐将
PET/CT 作为人群肺癌筛查的方法。

（高振华）

肝癌防治有诀窍，"防-筛-诊-治-康"必要

肝癌，指"原发性肝癌"，主要包括肝细胞癌（HCC）和肝胆管细胞癌等多个不同病理类型。原发性肝癌是目前我国第 5 位常见恶性肿瘤及第 2 位肿瘤致死病因，严重威胁我国人民的生命和健康（2020 年全球肝癌新发病例约 905677 例，中国约占 45.3%）。

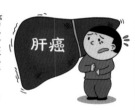

肝癌具有起病隐匿、进展快、复发早和预后差等临床特点，临床上发现时大部分已至晚期。原发性肝癌临床表现复杂，早期常缺乏典型的临床表现，中晚期常表现为肝区疼痛、食欲减退、腹胀、恶心、消瘦、乏力、发热、肝功能受损严重可全身皮肤黏膜及巩膜黄染等。

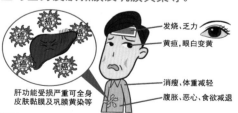

肝癌的症状

发烧、乏力

黄疸，眼白变黄

消瘦、体重减轻

腹胀、恶心、食欲减退

肝功能受损严重可全身皮肤黏膜及巩膜黄染等

在我国，肝癌发病的高危因素有：乙型肝炎病毒（Hepatitis B virus, HBV）和／或丙型肝炎病毒（Hepatitis C virus, HCV）感染、过度饮酒、非酒精性脂肪性肝炎、黄曲霉感染、饮用水污染、其他原因引起的肝硬化以及有肝癌家族史等。尽管抗 HBV 和抗 HCV 治疗可以显著降低肝癌的发生风险，但是仍然无法完全避免肝癌的发生。

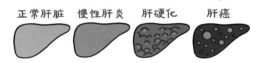

正常肝脏　慢性肝炎　肝硬化　肝癌

肝癌如何防止？重在做好"防-筛-诊-治-康"

防－肝癌的三级预防

一级预防：目标人群：普通人群

预防措施：乙型肝炎预防性疫苗接种，切断传播途径，如乙型肝炎病毒母婴阻断等，防止致癌因素暴露，改变生活方式，如减少饮酒、不吃霉变食物，不饮用不洁水，适当运动，保持健康生活方式，增加果蔬摄入，均衡营养，摄入的食物尽量新鲜。

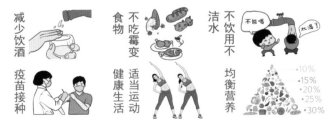

减少饮酒　食物不吃霉变　洁水不饮用不　不能喝　太酒了
疫苗接种　适当运动健康生活　均衡营养

·10%
·15%
·20%
·25%
·30%

二级预防：目标人群：慢性 HCV/HBV 感染及其他慢性肝病人群

　　预防措施：抗 HCV/ HBV 治疗及其他肝病病因治疗，抗纤维化治疗，控制相关危险因素，　筛查及监测肝癌发生。

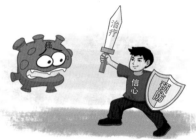

三级预防：目标人群：已发生 HCC 并行根治性治疗的人群

　　预防措施：抗 HCV/HBV 等病因治疗，采取减少肝癌复发的措施，筛查及监测肝癌复发及转移。

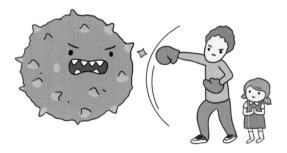

筛－肝癌的高危人群筛查

对肝癌高危人群的筛查，有助于肝癌的早期发现、早期诊断和早期治疗，进而降低肝癌的发病率和死亡率。借助于肝脏超声显像等影像学检查和血清甲胎蛋白（Alpha-fetoprotein, AFP）进行肝癌早期筛查，做到应筛尽筛、应治早治。

建议以下高危人群要定期筛查（每3-6个月筛查一次：

1、乙型肝炎病毒（Hepatitis B virus, HBV）和／或丙型肝炎病毒（Hepatitis C virus, HCV）感染；

2、过度饮酒；

3、非酒精性脂肪性肝炎；

4、其他原因引起的肝硬化以及有肝癌家族史等人群；

5、年龄 >40 岁的男性，或年龄 >50 岁的女性。

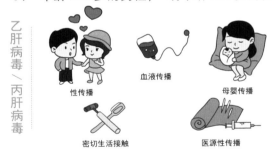

乙肝病毒／丙肝病毒

性传播　　血液传播　　母婴传播

密切生活接触　　医源性传播

诊－肝癌的诊断

甲胎蛋白（AFP，是目前肝癌诊断和复发监测中最常用的血清肿瘤标志物），影像学检查（包括超声检查、增强 CT 和 MRI 扫描、数字减影血管造影、正电子发射计算机断层成像（PET/CT））、穿刺活检等多种检查手段联合可提高肝癌的检出率。

治－肝癌的综合治疗

肝癌的治疗手段包括手术、消融治疗、经动脉化疗栓塞、放疗及分子靶向药物治疗、免疫治疗、化学治疗和中医中药治疗。肝癌诊疗须重视多学科诊疗团队（MDT）的模式，特别是对疑难复杂病例的诊治，避免单科治疗的局限性。

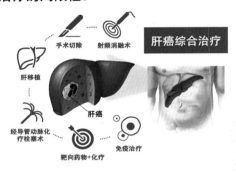

康－肝癌的康复管理

无论接受何种治疗的患者，应在首次治疗后4～6周内返院完成一次全面的复查。对于根治性手术或消融术后的患者，术后2年内每2～3个月复查，术后3～5年每4～5个月复查,术后5年后每6个月复查。行姑息性治疗的中晚期肝癌患者，一般建议治疗阶段每4～6周复查，对异常者及时作出处理。

肝癌实为慢性病， 防治可人瘤共存；

肝癌防治知多少， "防-筛-诊-治-康" 均要；

你我携手共防癌， 从此不 "谈癌色变"。

（穆兰）

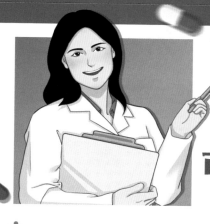

食管癌
知多少？
可以防治吗？

食管癌是世界范围内常见的上消化道恶性肿瘤，因长期不能进食症状、发现即中晚期等特性，严重影响民众生活健康。世界卫生组织发布的最新数据：2020年全球约有60.4万食管癌新发病例和54.4万死亡病例，其中亚洲东部的发病率最高。我国食管癌发病与死亡均占全球食管癌的一半以上。另外，我国食管癌发病率和死亡率的分布，具有农村高于城市、中部地区高于东西部地区的特点。

全球食管癌发病分布

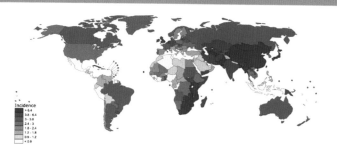

2020年食管癌发病率（10万人/年）

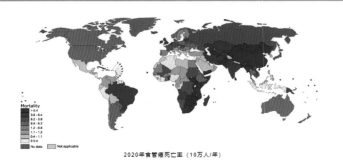

全球食管癌死亡分布

2020年食管癌死亡图（10万人/年）

食管癌发病年龄多在 40 岁以上，男性的发病率要高于女性。食管癌早期可无任何不适症状，中后期可逐渐出现吞咽困难、体重减轻、胸闷、消化不良、烧心感等症状，绝大多数病人都是因为吞咽困难而就诊，发现时已经是中晚期。食管癌的治疗手段包括手术、放化疗及免疫治疗等，食管癌整体预后较差，但早期患者在接受治疗后 5 年生存率可达 95%，因此，探索高效的筛查与早诊早治策略对于提高食管癌的生存率至关重要。

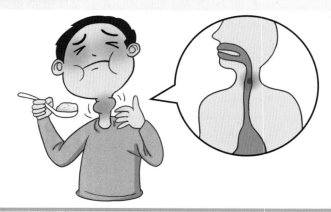

究竟哪些因素容易导致食管癌呢?

食管癌发病因素多种多样：烟酒、暴饮暴食、快饮快食、维生素及微量元素缺乏和喜食腌制、霉变、熏烤、油炸、干硬、辛辣、咸和烫的食物都是食管癌的危险因素。而且，喜食腌制食物还会增加烟酒对食管癌发病的影响。食管慢性疾病与食管癌的发生也有一定的关系。另外，食管癌高发地区不健康饮用水源也值得关注。但并非所有暴露于这些危险因素的人都会发生食管癌，这提示遗传因素可能起到重要作用。

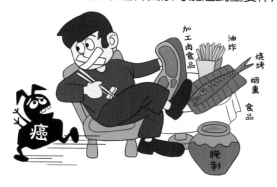

要预防食管癌我们要做到以下几点

1、养成良好的生活习惯，防止进食过烫、过于粗糙的饮食，进食避免过快。

2、摄入的食物尽量新鲜,避免食用霉变食物及含亚硝酸盐、二级胺等食物。

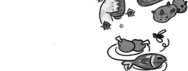

3、规律饮食,坚持低盐、低油、清淡饮食,增加果蔬摄入,均衡营养。

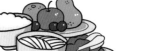

4、注意口腔卫生,餐后漱口,规律刷牙,减少龋齿等口腔疾病的发生。

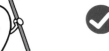

5、戒烟、戒酒,适当运动,保持健康生活方式。

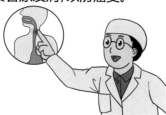

6、积极治疗食管原发病,以防癌变。

哪些人是高危人群?

1、年龄超过 40 岁;

2、来自食管癌高发区(如太行山脉附近区域、四川盆地等);

3、有上消化道症状,比如有反酸、烧心、吞咽困难表现;

4、有食管癌家族史;

5、患有食管癌前疾病或癌前病变者;

6、具有食管癌的其他高危因素(比如吸烟、重度饮酒、头颈部或呼吸道鳞癌等)。

  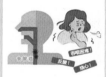

| 40岁以上人群 | 食管癌家族史 | 反酸烧心吞咽困难 | 吸烟重度饮酒 |

总体而言,食管癌发现越早,效果越好,建议在日常生活中养成良好的饮食习惯,针对危险因素采取预防措施,及时、有效恰当地干预,并在食管癌高危人群开展基础内镜筛查工作,进而降低食管癌的发病率和死亡率。

> 能够尽早发现食管癌,并及时配合治疗,治愈的希望还是很大的。

(吴海霞)

21

一图带你揭秘
肿瘤免疫治疗

最近几年

免疫治疗火出圈了

甚至有"抗癌神药"的美誉

免疫治疗为什么这么厉害呢

一切的一切

都和一个"办假证"的故事有关

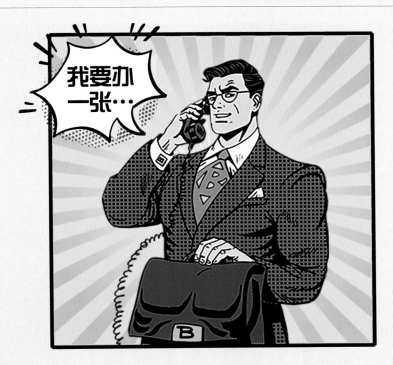

免疫T细胞：

战斗吧！特种兵

在我们体内

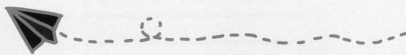

有一个非常厉害的安保部门

叫做

免疫T细胞

你可以把它当作

特(T)种兵细胞

因为它们太牛了

用四个字来概括

就是"安内攘外"

对外

可以杀死入侵者

比如病毒、癌细胞等

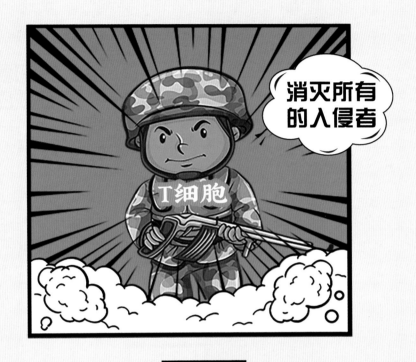

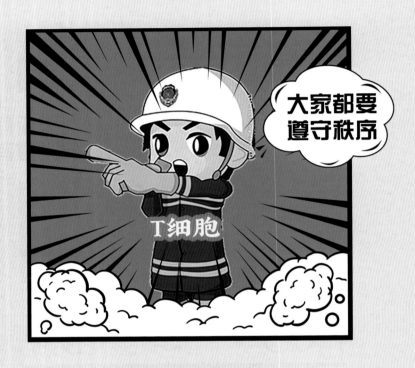

所以

它们在免疫系统里

发挥了重要的作用

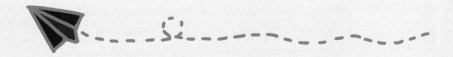

免疫检查点：
自己人！别开枪

有人可能在想

T细胞权力这么大

万一它滥杀无辜怎么办

别担心

人类这个大boss也想到了

所以它在特种兵(T细胞)身上

装了一类识别器

帮助特种兵区分好、坏人

其中有个"识别器"叫做

PD-1

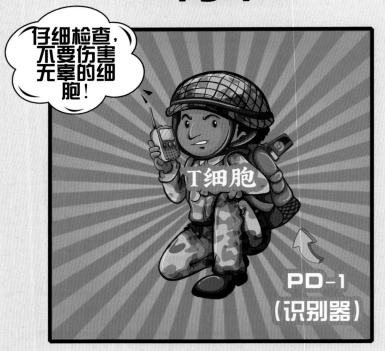

同时

给所有的好人(正常细胞)

发放好人卡

其中有种好人卡叫做

PD-L1

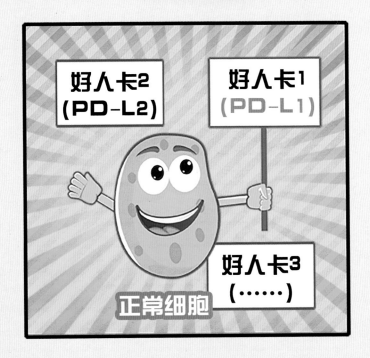

如果识别器成功识别好人卡

（PD-1与PD-L1顺利结合）

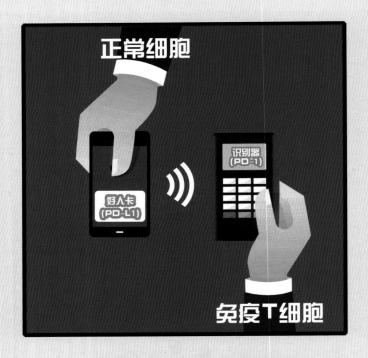

特种兵(T细胞)们

就会知道

对方是普通群众(正常细胞)

从而纳入自己的保护范围内

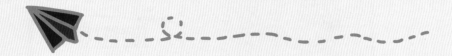

癌细胞：
狡猾的"伪装者"

然而很不幸

这一切都被狡猾的癌细胞看到了

于是癌细胞"照猫画虎"

给自己伪造了"好人卡1"

(部分癌细胞表达PD-L1)

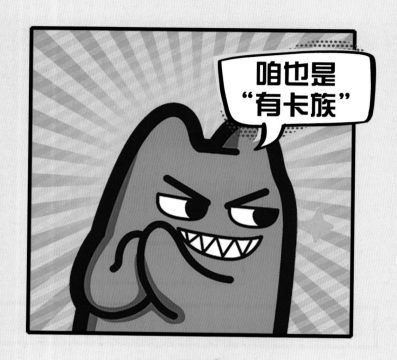

因此

当癌细胞再次遇到特种兵(T细胞)

就可以掏出假的"好人卡"

然后

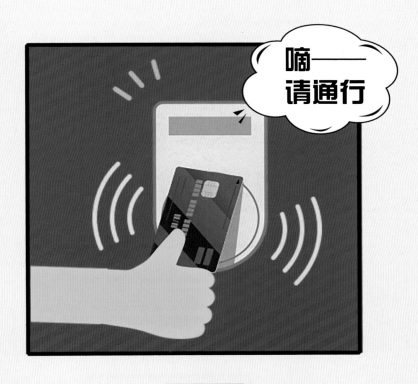

所以

癌细胞就能逃脱T细胞的"追杀"

最后发展成为癌症

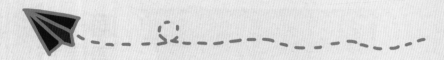

免疫治疗：
撕下它们的伪装

为了解决这个问题

科学家们提出了两种方案

第一种方案

直接宣布好人卡1(PD-L1)无效

不给癌细胞假证通过的机会

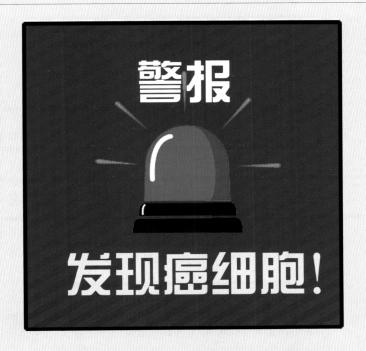

使特种兵(T细胞)准确识别

并且杀伤癌细胞

这就是

PD-L1抑制剂

比如度伐利尤单抗、阿替利珠单抗

第二种方案

索性关闭PD-1这个识别器

对走这个通道的细胞无差别攻击

避免癌细胞"耍滑头"

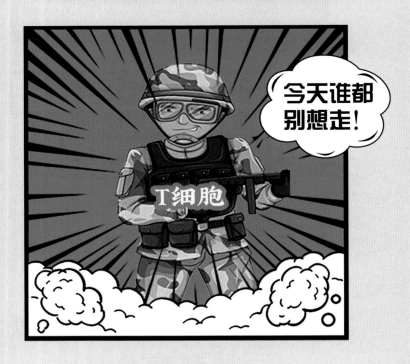

PD-1抑制剂

比如帕博利珠单抗、纳武利尤单抗、替雷利珠单抗、信迪利单抗、特瑞普利单抗、卡瑞利珠单抗

不过啊

这种解决方式比较武断

容易误伤正常细胞

因此

不良反应发生率更高些

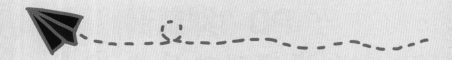

PD-1/PD-L1抑制剂

是免疫治疗重要的方式

也是治疗癌症的重要手段

现在

你认识它们了吗

END

图/文/排版/漫画：文枝&拙见工作室

胸部肿瘤穿刺活检会导致肺转移吗？

对于穿刺活检，很多患者还是存在一定的抵触心理，除了穿刺带来的疼痛以及不良反应之外，在各种不靠谱的网络渠道或者非医护人员那里得到的"答案"，也对穿刺活检戴上了有色眼镜。

误会产生的原因

早在二十年前，穿刺这项技术就存在于临床当中，但那时没有PET/CT 来评估有没有全身转移。那时可能只拿到一个普通 CT 片子就做了穿刺活检，而这时候身体上可能已经发生了肿瘤的转移，只是没有表现出症状。

那么在做完穿刺活检后的一段时间里，转移的肿瘤细胞在身体的其他部位继续生长，并且表现出了症状，这时再做检查才发现了肿瘤的转移，由于这些部位在穿刺之前并没有进行影像学检查，患者自然而然认为是穿刺造成了肿瘤的转移。

久而久之，流传下来的老话就让人对

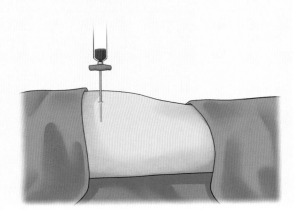

穿刺活检产生了误解，但是如今医学的发展已经对这种误区做出了很好的解释。

穿刺活检的风险

首先要认清，穿刺是一种创伤性手术，当然会存在出现并发症和后遗症的可能性，而并发症的类型和严重程度很显然与活检的解剖部位有关，这一点在选择穿刺活检时，主治医生应该都会讲明的。

比如经皮肺活检，理论上并发症主要有胸痛、咯血、肺不张、呼吸困难等等，而出血是经皮肝穿刺活检后最常发生的不良事件。但只要操作正确，这些并发症和后遗症会较少发生甚至不发生。这一点应该不难理解，任何创伤性手术都有风险，要不手术前为啥要有医嘱和知情同意书呢。

穿刺活检"拔出萝卜带出泥"的情况，到底是真是假？

首先，活检穿刺时虽然有可能会使针道中沾染少量恶性细胞，但这并不一定意味着发生转移，因为机体免疫系统会很快将它们杀灭。

其次，穿刺活检的器械也在改进。现在的取样器械成套管结构，同时下针后，靠近瘤体时，内管进入瘤体取材，取材后回到外管内，通过外管形成的保护通道取出，避免了拔针过程中的肿瘤细胞的外漏，对人体做了最大程度的保护。

　　肿瘤穿刺活检是确定肿瘤性质的重要手段之一，通过穿刺后细胞学检查，确定肿瘤是良性或是恶性，并且取样组织可以进行基因检测，有利于指导治疗及用药。

（谢昱伟）

肺癌的筛查与治疗

随着经济快速发展和人民生活水平的不断提高，工业废气、汽车尾气等导致的空气污染也日益严重，与此同时，肺癌发病率呈现出日益上升的趋势，这一现象在城市居民中尤为明显。

根据 2023 年全球癌症报告显示，肺癌的死亡率稳居世界首位，每天约有 350 人死于肺癌。2023 年，预计有 127070 例肺癌患者死亡，其中，约有 103000 例（81%）直接由吸烟引起，另外 3560 例由二手烟引起。在我国，肺癌已超过癌症死因的 20%，且发病率及死亡率仍在迅速增长。有学者预言：如果我国不及时控制吸烟和空气污染，到 2025 年，我国肺癌新发病人数将超过 1000 万 / 年，成为世界第一肺癌大国。

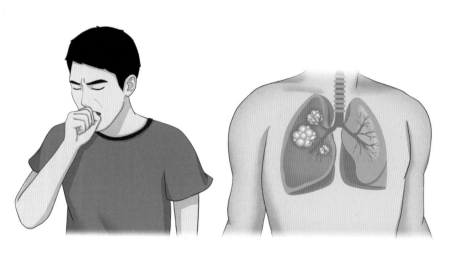

一、肺癌的致病因素

1. 吸烟

吸烟是肺癌死亡率进行性增加的首要原因，尤其易导致鳞状细胞癌和未分化小细胞癌的发生。《英国癌症杂志》有研究指出，一直吸烟的人，75 岁时患肺癌的概率为 14%~16%，每天抽烟超过 25 根，患癌率为 20%~25%。另外，二手烟摄入也是肺癌的病因之一。

令人鼓舞的是，一旦戒烟后，发生肺癌的危险性将逐年减少，戒烟 5 年后，发生肺癌的危险性可降低 50% 以上，10 年后则可以降低 70% 以上。

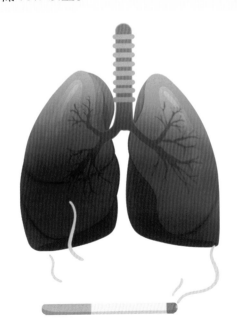

每天一包烟，赛过活神仙？
每天一包烟，送人上西天！

2. 职业致癌因子

已被确认的与肺癌发病相关的职业因素包括石棉、无机砷、二氧化硅、铬、镍、铍、煤焦油、煤烟、焦油、芥子气、氯乙烯、三氯甲醚、氯甲甲醚、烟草的加热产物、木屑以及铀、镭等放射性物质衰变时产生的氡和氡气，电离辐射和微波辐射等，这些因素可使肺癌发生危险性增加 3~30 倍。其中，石棉是公认的致癌物质，肺癌、胸膜间皮瘤、腹膜间皮瘤的发病率明显增加，潜伏期可达 20 年或更久。

3. 空气污染

空气污染包括室内小环境和室外大环境污染。室内被动吸烟、燃料燃烧和烹调过程中均可能产生致癌物。室内用煤、接触烟煤或其不完全燃烧产物为肺癌的危险因素，特别是对女性发生肺腺癌的影响较大。在重工业城市大气中，存在着 3，4- 苯并芘、氧化亚砷、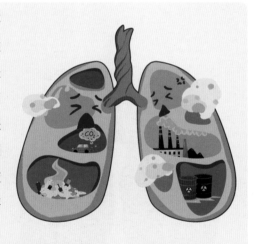放射性物质等多种致癌物质，污染严重的大城市居民每日吸入空气含有的苯并芘量可超过 20 支纸烟的含量。

4. 饮食与营养

饮食习惯与
肺癌的发生有一
定关系。一些研
究表明，较少食
用含 β 胡萝卜素
的蔬菜和水果，
肺癌发生的危险
性升高。而较多

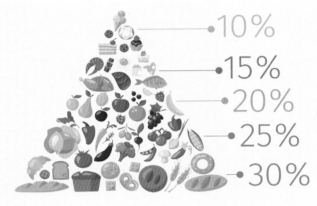

10%
15%
20%
25%
30%

地食用含 β 胡萝卜素的绿色、黄色和橘黄色的蔬菜水果及含维生素
A 的食物，则可减少肺癌发生的危险性。钙摄入量不足的肺癌患者死
亡风险是摄入充足肺癌患者的 1.07 倍。

高脂、高盐、霉变食物、富含亚硝酸盐的腌制食品、熏烤食物、
油炸、烧烤食物等容易导致癌症的发生。

5. 遗传和基因改变

上述的外因可诱发细胞的恶性转化和不可逆的基因改变，包括
原癌基因的活化、抑癌基因的失活，并具有一定的遗传能力。这些基
因改变是长时间、多步骤的结果，最终导致细胞生长的失控以及肿瘤
的发生，但其中具体的机制仍在探索中。

二、科学防癌

1. 肺癌的高危人群

（1）年龄在 55~74 岁，吸烟 ≥ 30 包 / 年，仍在吸烟或者戒烟 <15 年。

（2）年龄 ≥ 50 岁，吸烟 ≥ 20 包 / 年，至少还具备以下任意一项危险因素：氡气暴露史，职业暴露史，恶性肿瘤病史，一级亲属肺癌家族史，慢性阻塞性肺气肿或肺纤维化病史。

2. 筛查手段

早期肺癌大多数没有特异性症状，出现症状而就诊的肺癌患者多为晚期，因此早期发现肺癌至关重要。胸部 X 片对于早期肺癌的漏诊率至少在 80%，而低剂量螺旋 CT 可以发现直径 < 1 厘米的微小肿瘤，在早期肺癌筛查中发挥着重要作用。

有研究显示，对于高风险男性，CT 筛查在 10 年内可以将肺癌的死亡风险减少 26%。使用 CT 筛查的人群，肺癌大多数可以在早期被发现；而不做 CT 筛查的，一旦查出，往往就是肺癌晚期。因此，对于肺癌的高危人群，低剂量螺旋 CT 体检尤为重要。

三、肺癌的治疗

目前，肺癌的治疗手段有主要有手术、放射治疗、化学治疗、靶向治疗、抗血管生成治疗、免疫治疗、中医治疗等。随着科技的进步，经典治疗手段（手术、放疗、化疗）不断被优化，以靶向和免疫治疗为代表的新的抗肿瘤治疗不断被挖掘。将上述治疗手段科学合理地联合，肺癌患者生存率在近年来有了大幅度提升。

目前，肺癌的患者治疗目标已经发生了质的改变，对于早期肺癌患者我们追求的是治愈，而晚期肺癌患者我们追求慢性化，维持肿瘤与机体长期和平共存的状态，保证患者良好的生活质量。

因此，健康的生活方式、适时的健康体检，并且在筛查、诊断以及治疗的全程管理中，寻求专业的肿瘤科医生进行科学的分析和指导必将起到未病先防、既病防变和治后防复的作用，对个体乃至肺癌人群的防治工作具有重大影响。

（王奕婷）

肺癌基因检测

——只选对的，不选贵的

"精准医疗"的概念被媒体炒得很热，但在肺癌治疗领域，一点都不新鲜。对于肺癌患者，自从十多年前靶向药物出现，大家就开始做"精准医疗"了。即根据病人基因特点，而使用对应的药物和治疗方式。

经常有患者问做基因检测要选哪个套餐好？是不是检测得越多吃药机会越大？耐药后还要再做一次吗？免疫治疗要不要先做基因检测？

最常见的问题有两个

1. 是否基因测得越多，治疗效果越好？

2. 只要测到致癌基因突变，就有相应药物？

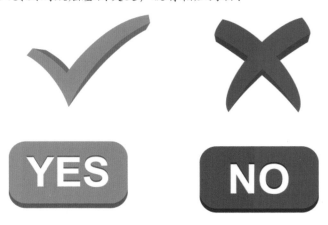

一、肺癌患者为什么要做基因检测

根据肺癌病理组织学分类，可以将肺癌分为小细胞肺癌和非小细胞肺癌。两种类型治疗方案完全不同，效果差距也很大。其中，非小细胞肺癌又进一步细分为肺腺癌、肺鳞癌、混合型肺癌、大细胞肺癌等。病理和分期是决定后续治疗方案的首要关键，对于没有转移且位置允许手术切除的患者，首先考虑手术。

一个不幸的事实是我国发现的肺癌很大比例都是晚期，一般来说，对于晚期不能手术的非小细胞肺癌患者，建议做基因检测，明确是否可通过靶向治疗获益。通过基因检测找到肿瘤组织是否存在基因突变，有无适合靶向治疗的靶点，再结合是否多发转移，特别是脑转移和骨转移等情况，可为患者选择最适合的靶向治疗方案。

临床上靶向治疗成熟应用于非小细胞肺癌（突出表现在肺腺癌），而小细胞肺癌的靶向治疗目前国际上仅停留在临床研究阶段。目前，已有多种肺癌突变基因被发现，并研发出了针对性靶向药。

二、肺癌基因检测怎么做

（1）体液检测：如胸腔积液、血液，最普通的送检标本。无创、风险小，可反复多次取样。

（2）穿刺活检：用很细的针刺入疑似肿瘤，获取少量细胞用于检测，可避免手术带来的损伤。

（3）肿瘤样品：肺癌术中（或胸腔积液中）得到肿瘤样品，属于实质性的肿瘤组织。检测结果最准确。

除了取样方法影响检测准确度，标本的新旧程度也是重要影响因素。有的患者认为肿瘤样品检测结果最准确，但忽视了时间因素下的基因变化。一般基因检测标本的优劣排序为：近期手术或活检取得新组织标本＞1~2年内的组织标本＞最新血液标本＞2年以上的旧的组织标本。

（4）单基因检测：一次只检测一种肺癌基因，费用在2千元左右，若没有发现突变，再检测其他基因。一般从最常见的EGFR基因开始。这种检测费用低、耗时短，但检测结果不够全面，需要继续检测时，可能会因样本不够从而再次取样。

（5）多基因检测：一次检测多个肺癌基因，一般会将已有靶向药的基因一次性检测出来，如EGFR、ALK、ROS1。这种检测是大多数中国患者选择的方案，性价比最高。

（6）全方位基因检测：一次检测数百个基因，包括还没有研制出靶向药的罕见基因突变。这种检测无疑是需要高昂费用的，但检测结果最全面。

目前，肺癌患者的基因检测费用是没有纳入医保报销的，各地、各机构基因检测的收费不同。虽然单个基因检测费用并不是很高，但临床上，检测完一个基因之后，还要继续检测其他基因的患者并不少见，算下来也是一笔不小的费用。

三、"买一送十"的诱惑

对于癌症病人，有测序价值的基因应该满足两个条件。

· 该癌症种类里面有的突变基因；

· 能预测靶向药物效果。

因此，以为基因测越多越好，这是不对的。比如，对于肺癌病人，最需要测序的基因只有寥寥几个：EGFR，ALK，ROS1，KRAS等。这些基因都是肺癌中常突变的基因，而且能明确指导靶向药物使用。前三个基因，EGFR，ALK和ROS1都有针对的靶向药物，它们的突变可以直接指导治疗。KRAS效果相反，它的突变能预测病人对目前的肺癌靶向药物，比如易瑞沙，克唑替尼等是不响应的。因此，测KRAS基因突变的主要价值，不是找靶向药物来用，而是避免病人使用昂贵但肯定无效的靶向药物。

很多基因和癌症关系密切，如果不满足这两点，肺癌病人就没必要测。比如BRCA基因，它在乳腺癌和卵巢癌中突变很多，但在肺癌中极少，不满足第1个条件。再比如SMARCA4基因，突变在肺癌中常见，但没有针对性药物，也没有预测药物疗效的价值，因此知道了突变也没什么意义。所以具体如何选择，患者要提前算好经济账。

另一个关于基因测序的常见误区是以为发现了基因突变就会有对应的治疗药物。截至目前，4种突变有直接靶向药；4种突变是有间接靶向药，也就是药物并不是直接针对这个突变基因，但对（部分）携带该突变的病人有不错效果。

四、为什么我们拿这么多突变基因没办法呢？

药物需要紧紧锁住致癌基因的活性部位，常比喻就是致癌基因像恶狗，药就是可以卡住它嘴的东西。找新药的过程，就是找什么形状的工具好用，卡恶狗的嘴卡得最紧。但有些致癌基因长得不像恶狗，而像 Hello Kitty！问题倒不在于它萌萌哒，而是在于它根本就没有嘴。

癌症基因突变类型	增强型突变：促进细胞生长的致癌基因变强	缺失型突变：抑制细胞生长的抑癌基因没有了
对应药物开发策略	控制住变强的致癌基因	找回抑癌基因
无对应药物的原因	控制不住变强的致癌基因	找不回抑癌基因

五、基因检测并非"一劳永逸"

肿瘤细胞基因突变的发生频率很高，不是固定不变的，而是随时都在变化中，肿瘤细胞的基因在放疗、化疗、靶向药等各种治疗过程中，都在持续发生变化。这也是靶向药会发生耐药的原因之一。如果病情出现明显恶化或产生用药耐药性，则需要再次基因检测。

最后，送上一份攻略。

1. 这些患者建议基因检测

· 手术前考虑靶向和免疫新辅助治疗的患者；

· 手术后，需要术后辅助治疗的或监测到微小残留病灶的患者；

· 无法手术，考虑寻求靶向治疗或免疫治疗机会的患者；

· 治疗后监测到复发的患者；

· 靶向药耐药的患者；

· 有临床特征（比如年轻、无吸烟史）提示很可能为驱动基因阳性的肺腺癌患者。

· 总结：除小细胞肺癌外都建议检测。需要靶向治疗、免疫治疗的患者也要检测，靶向药耐药后可再次检测寻找新的靶点。肺腺癌突变概率最高，年轻的或无烟史的肺腺癌患者建议做。

2. 基因检测的套餐

· 策略一：采用较大的癌症检测 panel 来检测前两类分子标志物（EGFR、ALK、ROS1、BRAF、MET、HER2、KRAS、RET）。

· 策略二：先检测必需的基因（EGFR、AIK、ROS1），患者需要参加临床试验时，采用更大的 panel 来检测第二类基因（BRAF、MET、HER2、RET）。

· 专家共识：如果要检测除 EGFR，ALK 和 ROS1 以外的潜在治疗靶点，应该优选多基因 panel 检测而非多次单基因检测。

· 总结：出于治疗目的，应尽可能多检测潜在治疗靶点。小 panel 囊括常见基因；中 panel 在小套餐基础上增加几十个代表性基因；

大 panel 可指导靶向、免疫、化疗用药和遗传；条件允许的建议大 panel，只看靶点的中小 panel。

3. 靶向治疗耐药后该做哪些检测

· 强烈推荐：EGFR 敏感突变的肺腺癌患者，在接受 EGFR TKI 治疗进展后，接受三代 EGFR IKI 治疗前必须先进行 EGFR T790M 突变检测。

· 推荐：对 EGFR TKI 二次耐药的患者进行 EGFR T790M 突变检测，应该采用能检出肿瘤标本中突变细胞比例低至 5% 的方法进行检测。

· 不推荐：ALK 阳性的肺腺癌患者接受 ALK TKI 治疗进展后，目前尚无足够证据推荐其常规进行 AIK 突变检测。

· 总结：在一代 EGFR 耐药的患者中，超过一半是在 EGFR 常见基因突变基础上又发生了 T790M 耐药突变，每个患者突变情况不同，需要再次检测来验证。

4. 检测常见靶点

· 必检：包括 EGFR、ALK、ROS1，对于肿瘤组织中含有腺癌成分的肺癌患者，要进行常规检测。

· 应检：包括 BRAF、MET、HER2、KRAS、RET，大的靶向测序 Panel 应包含这些基因，检测结果可以指导患者参加临床试验。正在研究中的潜在分子标志物，目前不推荐临床常规检测。

· 总结：EGFR、ALK、ROS1、RET、MET、BRAF、HER2、NTRK、

KRAS 是常见靶点有靶向药。理论上检测越全越好，尽可能检测到靶点吃靶向药的概率更大，如果出于性价比考虑，应囊括以上常见基因。

（况鹏）

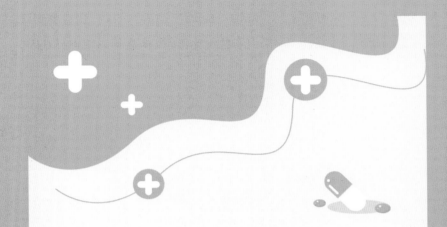

与饮食习惯息息相关的肿瘤

＞＞食管癌＜＜

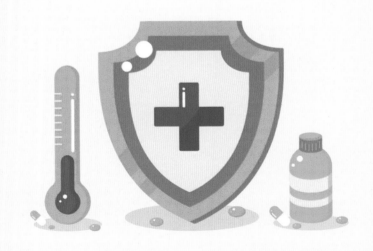

食管癌是具有"中国特色"的恶性肿瘤。是我国最常见的消化道肿瘤之一。我国人口占世界总人口的五分之一，却承受了世界上一半的食管癌新发病例。

食管癌是发生在食管上皮组织的恶心肿瘤，其中绝大多数为鳞癌，少数为腺癌。

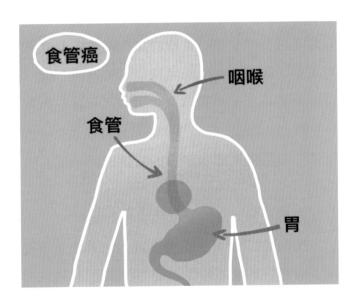

高发地带

　　食管癌的发病率男性高于女性，农村高于城市。主要集中在太行山脉附近，河南、河北、山西、江苏北部、福建、广东、新疆、四川北部。**多数研究发现这些地方食管癌高发主要和饮食有着巨大的关系。**

　　比如四川人喜欢吃热气腾腾的火锅、新疆人爱喝滚烫的奶茶、福建广东等地的人喜欢喝功夫茶，他们都有一个共同点，那就是"烫"。曾经有调查显示食管癌患者中平时有喜好热食热饮者占90%以上，而平时那些自称会吃"非常烫"东西的人患食管癌的危险性是正常人的8倍。

　　那怎样的进食温度才是合适的呢？

　　通常超过50℃的食物，我们人就会觉得烫嘴，食管可耐受的最高温度为60℃，超过这个温度，就会对食管黏膜造成损伤，长期吃烫食，反复伤害黏膜，会使其进入长期自我修复状态，发生慢性炎症，久而久之加速食管癌的发生。

国际癌症研究机构报告明确警告饮用65℃以上的热水，可增加罹患食管癌的风险，所以安全的进食温度是10℃~40℃之间以手能拿得住的温度为准。

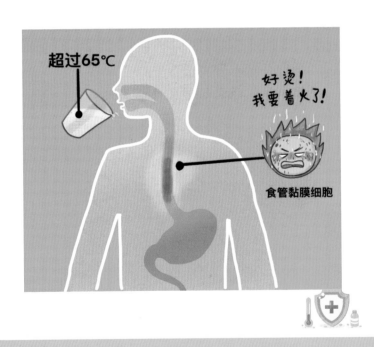

珍爱生命远离烟酒

除此之外饮酒和吸烟也是诱发食管癌的两个危险因素。日本研究证实抽烟者食管癌的发生风险是不抽烟者的两倍。饮酒产生的乙醛被国际癌症研究机构定义为食管癌的明确致癌物。如果吸烟还搭配上喝酒的话，两者会共同促进食管癌的发生。吸得越多，喝得越多，食管癌发生得越早，所以珍爱生命远离烟酒。

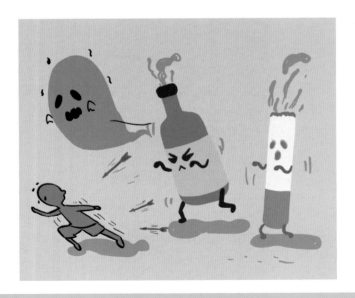

少食腌制食物

　　长期食用腌制食物，没有吃足够的新鲜水果和蔬菜，会导致某些微量元素及维生素的缺乏，也容易患食管癌。比如河南省有一个因食管癌出名的县"林县"，主要因为它位于深部山区，土地贫瘠而且经常缺水，新鲜蔬菜比较少，所以那里的人喜欢食用一种在水中腌制发酵的蔬菜，水面上往往覆盖着一层厚厚的白色霉菌，在夏天人们甚至会饮用发酵的蔬菜汁来解渴。这种腌制食物中含有大量的**亚硝酸盐，是一级致癌物**。

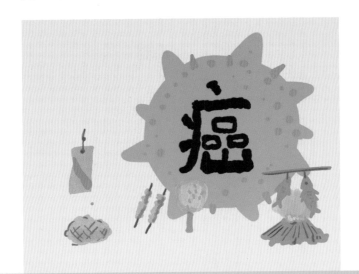

　　坚硬粗糙的食物、辛辣刺激性食物、经过煎炸烤的食物，暴饮暴食这些食物都会损伤我们食管的黏膜上皮细胞，导致食管发生炎症，长期的炎症刺激，会增加食管癌的风险。并且吃饭太快、大口吃饭也会增加食管的负担。**所以我们生活中要做到细嚼慢咽，不要狼吞虎咽。**

　　过度肥胖的人会有更高的患癌风险。并且腰围增大后，会增加胃食管反流的发生风险，长期胃酸刺激食管，使得食管发生损伤，增加食管癌的发生风险。可以说，腰腹堆积的肥肉越多，食管癌的风险越高。

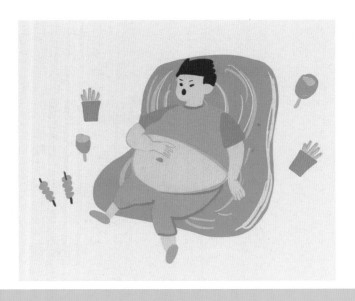

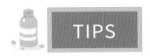

TIPS

　　值得注意的是，食管的其他疾病如胃食管反流病、食管憩室、食管炎、贲门失弛缓症等，除了疾病的治疗外，还要定期进行食管的检查，以尽早地发现癌变的可能。

- 少吃烫食，别吃太快

- 不吃腐烂发霉食物
节约有时也是一种"病"

- 少吃咸鱼腌肉和煎炸烤食物

- 烟要戒，酒少喝，不酗酒

- 水果蔬菜天天吃
而且不能互相代替

食管癌的发生往往是一个漫长的过程，早期症状不明显，凡年龄在50岁以上，出现进食后停滞感或吞咽困难，一定要及时就医。

我们要改变不良的生活习惯，每年定期体检，寻找专业的医生咨询，**做到早发现、早诊断、早治疗。**

（杨盛力）

晚期肺癌患者 5 个常见不适，一定要注意！

肺癌晚期患者往往会出现各种不适症状，如癌性疼痛、呼吸困难、咯血等，严重影响其生活质量，甚至危及生命。一部分病情尚稳定的晚期肺癌患者会选择在家中休养，对于晚期肺癌患者来说，如何缓解症状，提高生活质量，是家庭照护者都应该知晓的内容。

晚期肺癌患者常见不适有哪些？

晚期肺癌一般指已经发生转移或因局部进展而无法手术的肺癌，这个时期的患者已经错过了最佳的手术治疗时机，以放、化疗或者靶向药物等保守治疗为主。正确、有效的家庭照护，可以减少病痛的折磨，减轻负面情绪，尽可能地提高其生活质量。晚期肺癌的症状主要包括肺癌本身症状，如咳嗽、呼吸困难、疼痛、咯血等。

1. 咳嗽

咳嗽是肺癌患者最常见的症状之一，当肿瘤位于较大的气管时，多为刺激性咳嗽，痰液较少。如果合并感染时，痰液会增多且呈脓性黏痰。

照护者需要注意观察患者，如有咳痰增多，特别是浓痰或伴有发烧，可能需要及时去医院抗感染治疗。照护者每日还应该给患者叩打背部，帮助患者将痰液咳出。叩打时手掌呈空心状，然后叩击患者背部，从下往上拍打，每日 3 次，每次 10 分钟左右，效果较佳。

2. 咯血

咯血是晚期肺癌最危险的症状之一，因为大咯血时大量血液从破裂的血管涌出，如涌出的血液流入气管或支气管，极有可能会堵塞气道，造成急性窒息。据统计其发生率在 5% 以上。

出现这种情况时，照护者不能慌乱，应该及时让患者侧卧位，头低下，让血液尽量咳出来。同时及时拨打 120，等待救护车救援。

3. 呼吸困难和胸闷

当肿瘤晚期压迫气道，或者伴有胸腔积液，或肿瘤侵犯到了膈肌，都会导致呼吸困难和胸闷。除了去医院抽取胸腔积液外，这类情况本身并没有太多有效的方法去缓解晚期肺癌患者的痛苦。照护者可以在家中备一台氧气机，给患者低流量地吸氧，氧疗会缓解部分患者胸闷的情况。

4. 疼痛

疼痛是肺癌晚期患者最常见的症状之一，当肿瘤侵犯到富含神经的胸膜或胸壁时，可表现为疼痛。部分患者疼痛会随呼吸、咳嗽加重。一旦肿瘤侵犯到骨骼时，则疼痛表现为持续性的骨性疼痛。

疼痛是最容易击垮晚期肺癌患者生活信心的症状，反复折磨患者。家庭照护者疼痛时除给一些止痛药外，还应给予心理安慰，帮助病人树立战胜疼痛的信念，鼓励病人保持乐观情绪。并且家属应该学会正确的肌内注射的方法，以便及时应用止痛药。

5. 呕吐

呕吐常见于化疗后的身体反应。家庭照护者可耐心地给病人讲解呕吐是药物副反应，并非病情加重，让患者舒缓紧张情绪。

发生呕吐时头偏向一侧，尽量吐出，不要屏气，以免误吸气管引起窒息或吸入性肺炎。

晚期肺癌患者的家庭照顾方式

除了上述针对晚期肺癌症状的照护外，肺癌患者本身饮食营养和睡眠也极为重要，也需要家庭照顾者的合理安排和实施。

1. 注重饮食营养

晚期肺癌患者由于肿瘤的消耗，本身胃纳下降，甚至会有恶液质出现，营养支持极为重要。有些化疗之后的患者还会出现恶心或呕吐，所以，照护者要为患者制订科学营养的饮食策略。

鼓励患者多吃高热量、高蛋白的食物，如鸡蛋、鱼类等。对于胃口不好的患者，可以少吃多餐，适当地进食一些富含纤维素的食物如苹果，帮助通便。

2. 科学地睡眠指导

照护者要注重保持患者居住环境的干净整洁，定期通风，温度和湿度要适宜，以患者舒适为主。

注重光线的调节。不让患者在睡觉前喝茶、咖啡等，可以在睡前热水泡泡脚，适当地播放自己喜欢的轻音乐，有效缓解焦虑情绪，促进睡眠。

3. 压疮的防范

肺癌晚期患者一部分是长期卧床病人，容易产生压疮。

对于防范压疮主要的措施就是及时帮助患者翻身，可以每隔1小时翻身一次，动作要轻柔。要保持床单的清洁和干爽，还可以在患者的受压部位垫上棉垫。

总之，晚期肺癌患者生活质量绝大部分取决于家庭的长期照护者，尽心尽力地帮助患者适应疾病后的生活，对于他们来说是很有意义的。

（丁文信）

肺癌的治疗——外科篇

手术是人们面对肺癌最早使用的治疗，人们怀着一个朴素的想法，只要把肺内的可见的肿瘤切除掉，病人的肺癌就能被治愈，但手术不是对所有患者都能取得好效果。

肺癌外科手术是早期肺癌最重要的治疗方法，手术是一种局部治疗，是一种有可能治愈早期肺癌的治疗手段。

因此它针对处于肺内局部的肿瘤很有效，此时肿瘤细胞还未转移，若能通过手术将肿瘤完全切除，就能获得比较好的疗效甚至是治愈。而对于晚期肺癌患者，肿瘤细胞已经转移至多个组织器官，手术无法完全切除，因此适合做手术的患者往往都处于早中期（Ⅰ期、Ⅱ期、部分可手术的Ⅲ A 期）。

1. 磨玻璃结节

在说明肺癌外科手术之前，有必要说一说磨玻璃结节是什么。磨玻璃结节是肺外科医生诊室的常客，它可能是肺癌的一种早期影像学表现，在 CT 片上像磨玻璃一样模糊，有些是实性结节，很小，只有几毫米，一般在体检时发现，不能排除肺癌。

肺内出现磨玻璃结节其实不用过度担心，这是人们健康意识提高的表现，因为人们积极做筛查体检，可以更早地发现潜在病变，它可能是炎症、出血、癌前病变或癌等，患者只需要定期来医院进行随访，动态观察变化情况，如果病变逐渐消退，则让人安心，如果是癌前病变或癌，因为处于早期阶段，其倍增时间很长，往往需要一年甚至更长，医生完全有时间采取有效治疗，庆幸的是对于以磨玻璃结节为表现的肺腺癌，如果进行手术切除，能获得近100%的疾病特异性存活。

一般来说纯磨玻璃结节为恶性的概率低，混合磨玻璃结节（既有磨玻璃成分又有实性成分）为恶性的概率相对较高。

2. 肺癌手术有哪几种

肿瘤外科的治疗基本原则是完全切除肿瘤，尽可能少地切除正常组织，在这个原则的指导下，根据手术范围，肺外科手术主要有4种。楔形切除、肺段切除、肺叶切除、全肺切除，手术的范围依次增大，对术后呼吸功能的影响也增加，外科医生是根据肿瘤大小、位置、是否侵犯周围组织等因素决定采取哪种手术方法的。

根据手术实施方式，分为开胸手术、胸腔镜手术、机器人胸腔镜手术3种。开胸手术是比较传统的手术了，切开的范围大，还要切开几根肋骨，术后患者需要更长的时间恢复，感染的可能性较高，疼痛感也更明显。

而现在的胸腔镜手术已经成为主流，它只需要在胸廓上开一个小洞，灵巧的机械手在肺部进行操作，医生看着一块电视屏幕操作。通过遥控医生可以在更远的距离，以更舒适的姿势进行手术，但目前机器人手术的价格较昂贵，其效果与普通胸腔镜相同。

3. 术前

　　可以手术的病人在接受手术前都要做一系列的检查，外科医生评估后，认为可以做之后才会进行手术，有些患者可能不理解这些检查的重要性，这里借用一下外科医生说的话："不是每个病人来找外科医生说：'我要做手术'，医生就能马上给他做手术的。"即使一些患者比较早之前，或者在外院做过相关检查，负责任的医师可能会让病人再做一次最近的检查并评估。

　　关于肺癌的手术，医生会在术前教会病人术后有效呼吸和咳痰的方法，术后醒过来的患者马上就能用得到。术前还要做好个人卫生，术前 2 周戒烟（应该一直进行），术前 12 小时禁食，6 小时禁水，可能还会有医务人员来给您疏导压力，对于现在的肺外科手术水平与风险，大家还是可以放心的，因手术死亡的病例很少。另外因为胸腔镜技术创伤小，术后 4~5 天就可以出院，在家完成后面的康复过程，因此患者与家属不必有太大的负担。若手术有任何风险点，医生会详细地向您描述，并获得同意后才进行手术。

　　手术前进行的全身治疗称为新辅助治疗，主要用在可手术的 ⅢA 期病人中，目的是希望缩小病灶，降低分期，降低手术难度，改善预后，各种全身治疗措施，如靶向治疗、化疗、免疫治疗都能用于新辅助治疗，目前这个领域的研究正在持续进行，十分受到关注。

4. 术中

患者是在麻醉状态下接受手术，没有任何意识，手术室里除了外科医生、护士、助手，还有麻醉医生，他们密切关注患者的呼吸、心率、血压等生命指标。

术中，在切除病灶后会采集病灶周围少量组织和淋巴结，进行术后病理检查，判断手术是否将肿瘤完全切除，就能为患者后续的治疗制定方案，如果完全切除，肿瘤就有可能从体内被清除了，说"有可能"是因为不排除有些肿瘤细胞没有被采集到；如果不完全切除，取样的标本中都能发现肿瘤细胞，就说明患者体内还存在肿瘤细胞，需要密切关注并采取术后辅助治疗的措施。辅助治疗的常用措施有放化疗（同步和序贯）、靶向治疗、免疫治疗。

5. 术后

如果没有特殊的情况，一般来说 4~5 天左右就能出院了。

有些患者可能还需要做术后的辅助治疗，由于部分患者肿瘤细胞转移的风险可能较大，手术切除的只是局部的肿瘤细胞，肿瘤细胞可能在术前就跑到手术范围外了。综合 CACA 指南和 NCCN 指南推荐 ⅡB– ⅢA 期肺癌常规进行辅助化疗，对于 ⅡA 期患者，专家共识是不常规推荐辅助化疗，需要专家组评估风险与利弊后，考虑是否进行辅助化疗。Ⅰ期肺癌不需要辅助化疗。ⅢA 期患者若驱动基因突变阳性，术后还可使用靶向药做辅助治疗。

术后医生一定会嘱咐病人，从麻醉醒过来就要积极地进行呼吸和咳嗽训练，呼吸训练可以帮助术中萎陷的肺泡重新复张，充满气体，如果没有很好地进行呼吸训练，肺泡萎陷，就大大增加了感染的风险；咳嗽训练是为了排出术中肺内出血形成的血块，如果不顺利咳出，也增加感染的风险，影响呼吸。

伤口痛要判断是不是切口感染了，是否红肿，有没有渗出液体，如果是切口感染，要找外科医生进行相应的处理，如果只是单纯的疼痛，则可能要按照疼痛管理原则，阶梯用药。

视术后伤口恢复情况，拔管时间一般为术后 1~3 天，一般拔管后 2 周拆线，如果采用皮内缝合的可吸收线，不用拆线。

开始下面的讨论前，我们必须认识到，罹患肺癌对于一个普通人来说必然是一件巨大的生活应激事件，即使我们能认识到它的重大打击，但仍然很难体会患者身处其中受到的冲击，我们应学会理解患者的反应，而不是出于自己的感受来做判断。

否认是当患者在最初得知诊断时可能会出现的情况，他们会觉得这是不是开玩笑？是不是检查出错了？检查单贴错了等反应，这是躲避伤害的本能反应。

随着得到进一步确认，患者可能感到愤怒、恼怒，为什么会是我？运气那么差，处于一种本能的反抗之中。

意识到愤怒没有用之后，患者可能很快开始忧虑自己的健康状况，与医生讨价还价，希望改善不利的情况。

· 如果我真的得了癌症，有没有治愈的可能？

· 病情是不是比较轻？

- 病理类型恶性程度高不高？

如果情况不理想，患者可能情绪低落，进入悲观抑郁的状态，接受了不利的现状。经过一定的适应期，通过自我调整和家人的帮助，患者发现情况也没那么糟，于是心态重新回归平静，积极地应对治疗和接受病情。

真实情况下，患者不一定完整地经历过以上的心理阶段，可能只经历部分的阶段，但以上的总结仍有一定的共性。

该如何调整心态？

我们每个人的心理调节能力不同，面对肺癌的反应也不同，但不管是什么反应，都是一种正常的反应，患者不必为自己出现的情绪反应感到愧疚，家属也不应因此责怪患者，要学会正确地应对情绪反应。

我们要认识到生命会以各种形式迎来终点，我们尽自己所能接受治疗，同时降低自己的期待，享受时光，回忆过去美好的、有意义的事情，每度过一天都值得赞美与感恩。

有时候患者处于消沉的状态，家属不应对其指责，患病已经让患者非常痛苦，家属不应对其各方面进行指点，例如你应该坚强，你要是不吸烟就不会这样了，你看看别人的励志故事……诸如此类，我们应该耐心地给患者时间调整，更多地去倾听、去帮助患者。

处于抑郁中的患者往往是最容易出现心理问题的阶段，他们可能出现焦虑、呼吸困难、失眠、进食减少，甚至出现自杀倾向，家属和医护人员都应该注意，必要时通过药物缓解焦虑、帮助睡眠，给予良好的营养支持，给予充分的人文关怀。

我们应抛弃旧有观念，认为面对困难总是应该表现出坚强，不能软弱，我们每个人都无法体会患者的感受，处于困难之中也不要羞于向别人求助，在大型的综合医院里都有专业的心理医生，他们对肿瘤患者常见的心理变化有较多的经验，当遇到心理问题时请及时向医生寻求帮助。

（丁文信）

癌症的免疫治疗

　　传统的抗肿瘤治疗有人们熟知的放疗、化疗、手术等。这些治疗固然能杀死肿瘤细胞，可他们难分敌我，在杀死肿瘤细胞的同时，往往会给患者带去诸多不良反应和身体损伤，如恶心、呕吐、脱发、器官组织切除等。如果将人体比作一座花园，正常组织和细胞就是娇艳欲滴的鲜花，肿瘤细胞就如同花中野蛮生长的杂草。

　　传统治疗方式仿佛推土机将鲜花和杂草都铲平了，那有没有只除杂草的除草剂呢？

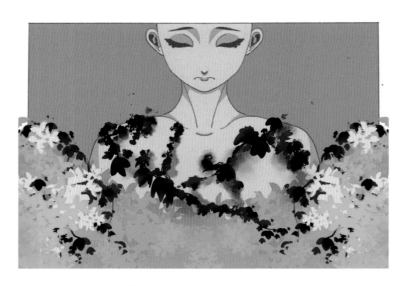

　　免疫细胞如同人体内的士兵，免疫治疗利用人体自身的免疫细胞杀灭癌细胞和肿瘤组织，能在机体的控制下尽量避免攻击正常细胞与组织。

肿瘤患者体内的免疫细胞去哪儿了?

或许有读者会产生疑惑,既然免疫细胞这么厉害,那为什么人体内肿瘤细胞仍能不断增殖,免疫细胞去哪儿了?

这就不得不提到肿瘤细胞的一大特性:免疫逃逸。杂草生长在花园的各个角落,而这些角落在医学上称为肿瘤微环境(TME),它们仿佛形成了独立的王国,肿瘤细胞在这里戴上帽子,口罩,变换容貌让免疫细胞难以认出自己,同时进入这个王国的免疫细胞还会因为水土不服慢慢失能衰竭,失去杀伤肿瘤细胞的功能。

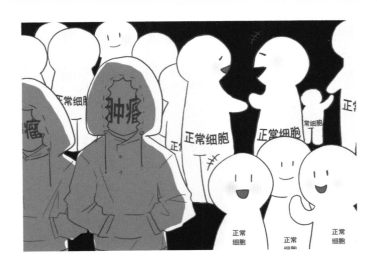

因此免疫治疗需要做到以下两个方面。

(1)加强免疫细胞的训练,为他们配备先进的武器,以达到识别和清除肿瘤细胞的目的。

（2）削弱肿瘤细胞的伪装，降低它们对免疫细胞的抑制信号。

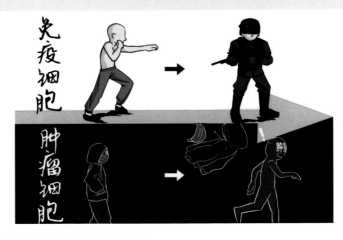

目前有哪些免疫治疗?

常见的免疫治疗大致分为了免疫检查点抑制剂、过继细胞免疫疗法，肿瘤疫苗疗法等。

这里主要介绍免疫检查点抑制剂疗法和过继免疫疗法。免疫检查点抑制剂最常见的位点就是"PD-1"或"PD-L1"。PD-1和PD-L1分别位于活化的T淋巴细胞和肿瘤细胞表面，它们仿佛伸出的两只手，一旦握手言和，肿瘤细胞就会被免疫细胞当作"自己人"而不去攻击它。"PD-1"抑制剂或"PD-L1"抑制剂进入患者体内，它们主动地去和PD-1或PD-L1结合，让两者不能"握手"，达到识破肿瘤细胞伪装从而治疗疾病的目的。

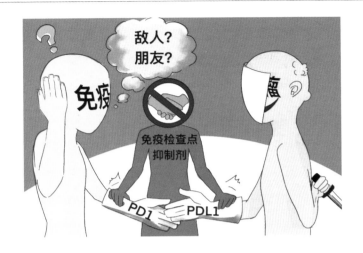

　　而过继免疫疗法则是将免疫细胞提取出来，在体外进行改造，比如加装能特异识别肿瘤细胞的"导航"，将这些经过改造的细胞在体外培养大量扩增后，再回输到患者体内，起到治疗肿瘤的目的。

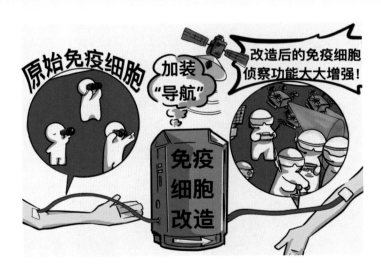

免疫治疗的适用范围有哪些?

不同于以往的靶向治疗需要特定的驱动基因突变才能用药,免疫治疗适用于大部分肿瘤患者。尤其是对晚期无驱动基因突变非小细胞肺癌(NSCLC)的患者,PD-1/PD-L1抑制剂免疫治疗无论是单药应用或是与化疗药物合用都使患者无进展生存时间(PFS)显著延长。但并不是每位患者都可以从中获益,因此遵从医嘱完善相关用药前检查是必不可少的。

免疫治疗有副作用吗?

免疫治疗可以武装加强免疫细胞,但机体内免疫细胞在攻击肿瘤细胞时,也可能在少数情况下会"敌我不分",伤害了正常组织,

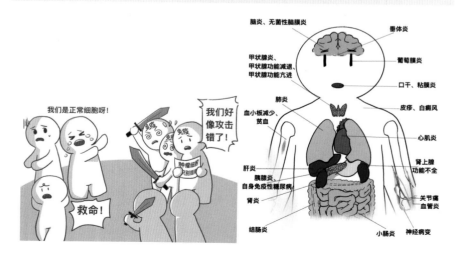

带来一系列副作用。

　　接受免疫治疗的非小细胞肺癌患者可发生循环系统、血液系统、内分泌系统等系统器官的不良反应。其中，免疫相关性肺炎，心肌炎虽不多见，但其致死率值得关注。因此在免疫治疗过程中应定期复诊检查，出现不适时应及时就医，遵医嘱进行对症治疗或者停药。

（江　宁）

肿瘤科普大家谈

中国抗癌协会"启航计划"优秀科普作品集（全五册）

主编　田艳涛　刘红　赵勇

分册主编　李大鹏　陈刚

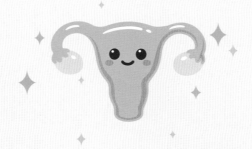

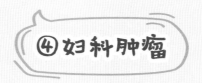

④妇科肿瘤

天津出版传媒集团

天津科学技术出版社

序　言

恶性肿瘤，也就是人们经常提到的"癌症"，已成为威胁人类生命健康的重要疾病。在中国，随着人口老龄化进程的加剧以及不健康生活方式的累积，肿瘤的发病率也在不断增加。对于普通民众而言，肿瘤往往伴随着过度恐惧、误解和无奈。很多人在面对肿瘤时，由于缺乏基本的肿瘤诊治科普知识，要么盲目地恐慌，要么拒绝针对性治疗，最终错过最佳的治疗时机。这一现实使得对肿瘤知识的科学普及变得刻不容缓！

《"健康中国2030"规划纲要》提出要建立健全健康促进与教育体系，提高健康教育服务能力，从小抓起，普及健康科学知识。加强健康科普教育、倡导健康生活方式，坚持定期健康体检，高危人群参与癌症早筛，是践行健康中国战略目标的重要环节；积极创作肿瘤防治科普作品，加快普及肿瘤防治科普内容，是推进全民预防、科学抗癌，实现"健康中国行动"目标的有效举措！

在此背景下，2023年由中国抗癌协会、中国抗癌协会科普专委会指导发起了"启航计划"——肿瘤防治健康科普作品征集活动，通过临床肿瘤医生的投稿与遴选，最终选出了乳腺肿瘤、胃肠肿瘤、胸部肿瘤、妇科肿瘤、淋巴血液肿瘤领域的多部优秀科普作品，经校对复核后正式出版。本书由相关领域学科带头人牵头，汇集了大量临

床一线肿瘤专家的临床经验、智慧和心血。图书内容严谨、特色突出；语言简洁明了、生动有趣；编写结构新颖，形式活泼，给读者轻松阅读的良好体验，且不失专业领域内的学科深度；有理有据，理论联系实际，使读者一目了然，并能与自身情况相联系，提高读者自我健康管理与常见肿瘤防治的意识，理性识瘤、辨瘤，坦然面对，不盲目恐慌，充分激发科普宣传的主动性和创造性，真正造福广大民众。

在此，感谢所有参与编写的专家、出版发行机构为增强民众防治肿瘤的信心所作的努力，为肿瘤防治临床研究与科普宣教给予的支持、为国家肿瘤防治和健康事业做出的贡献！

支修益

编 委 会

主 编

田艳涛　中国医学科学院肿瘤医院

刘　红　天津医科大学肿瘤医院

赵　勇　中国抗癌协会

妇科肿瘤　分册主编

李大鹏　山东省肿瘤医院

陈　刚　华中科技大学同济医学院附属同济医院

淋巴肿瘤　分册主编

张会来　天津医科大学肿瘤医院

俞文娟　浙江大学医学院附属第一医院

乳腺肿瘤　分册主编

刘　通　哈尔滨医科大学附属肿瘤医院

罗　婷　四川大学华西医院

胃肠肿瘤　分册主编

刘　联　山东大学齐鲁医院

宋飞雪　兰州大学第二医院

胸部肿瘤　分册主编

李　勇　南昌大学第一附属医院

苏胜发　贵州医科大学附属肿瘤医院

编　委（按姓氏拼音排序）

马立双　　　云南省肿瘤医院昆明医科大学第三附属医院

蒙　燕　　　海南省肿瘤医院

苗　鑫　　　山东第一医科大学第二附属医院

穆　兰　　　贵州省人民医院

彭　雯　　　贵州省人民医院

彭雪梅　　　江西省肿瘤医院

蒲腾达　　　海南省肿瘤医院

任柯星　　　四川大学华西医院

邵珊珊　　　南京医科大学附属泰州人民医院

宋菁蓁　　　河北工程大学附属医院

涂云霞　　　江西省妇幼保健院

王　刚　　　贵州医科大学附属肿瘤医院

王　敏　　　山东第一医科大学附属中心医院

王金海　　　浙江大学医学院附属第一医院

王梦婷　　　遵义医科大学第二附属医院

王奕婷　　　南昌大学第一附属医院

魏　丽　　　安丘市人民医院

文　阳　　　海南医学院第一附属医院

文　枝　　　湖南中医药大学第一附属医院

吴海霞　　　贵州省人民医院

谢　静　　　泰兴市人民医院

谢昱伟　　　河北省沧州中西医结合医院

前 言

亲爱的读者们：

很荣幸能够向大家介绍这本关于妇科恶性肿瘤的科普书籍！

妇科恶性肿瘤主要包括子宫颈癌、卵巢癌、子宫内膜癌。因为肿瘤疾病的复杂性，许多女性对于妇科恶性肿瘤了解甚少，预防意识和知识匮乏。例如，宫颈癌作为一种病因明确的、以高危型 HPV 感染为主要原因的肿瘤，其实是完全可以预防的。由于大众对 HPV 认知的不足，在 HPV 感染后要么过度恐慌，过度治疗，要么过于漠视，导致癌前病变，这些现象都对宫颈癌有效防治产生了不利影响。

本书以科普短文的方式呈现，涵盖了几种主要妇科恶性肿瘤的基本知识、预防方法、早期筛查、治疗进展以及心理支持等方面的内容。通过这些文章，我们希望能够帮助读者更深入地了解妇科恶性肿瘤，增强读者对自身健康的认知和保护。同时，希望增加已经罹患妇科肿瘤患者的依从性，从而获得更好的治疗效果。

本书以简明扼要的语言，通俗易懂的方式呈现复杂的医学知识，力求让每一位读者都能轻松获得知识，并在日常生活中加以运用。

我衷心希望，通过本书能够唤起女性对妇科恶性肿瘤的关注，提升女性自我保健的意识和能力。同时，我也希望通过科学的宣传和普及，消除女性对妇科恶性肿瘤的恐惧和误解，为广大女性带来健康和幸福。

最后，我要感谢所有为本书贡献智慧和经验的大夫们！你们用自己不熟悉的表达方式来呈现自己的专业知识，使普通读者都能从中获得对疾病正确的认识，这也是医者大爱的另外一种呈现方式！

祝愿每位读者都能够从本书中受益，保持健康，享受生活！

陈刚

目　录

得了妇科恶性肿瘤，该吃什么？

所谓"民以食为天"，中国传统观念讲究"食补"，吃什么，也是患者朋友们给我的"终极拷问"。下面，我就来给妇科恶性肿瘤患者的饮食进行一些温馨提示。

问：我能吃辣的吗？我能吃酸的吗？我能吃咸的吗？我能吃甜的吗？……

答：你能！从口味上，西医上无任何禁忌。本来做完手术打完化疗就已经食不知味，再每天清汤寡水让人如何下咽！而且，过于清淡的饮食也可能造成低钠低钾，反而对身体无益。然而，还是不宜过于辛辣或刺激，防止腹泻、便秘等胃肠道不适。

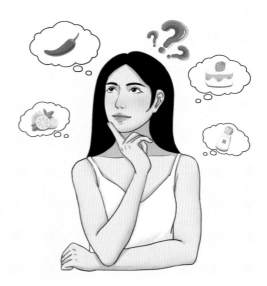

问：我能吃海参、燕窝、海鲜、牛羊肉……吗？

答：如果您的医生允许您吃"普食"，那么理论上您可以吃任何食物，西医上没有禁忌。但仍有以下几点需要注意。

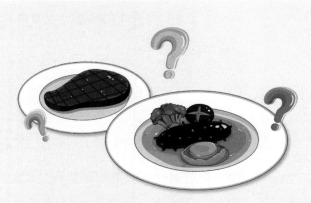

· 少食多餐，每顿饭吃七分饱，中间加餐，防止过度饱食不易消化，引起胃肠道不适甚至肠梗阻。

· 餐后适当活动，促进消化，避免进食后马上卧床。

· 高蛋白饮食，推荐肉禽蛋奶，瘦肉、海鲜、鸡蛋、酸奶或牛奶、菌类等都含有丰富蛋白，帮助术后恢复和减少化疗副反应。

· 忌油腻，少吃肥肉，喝汤不如吃肉，肉汤等含有较多油脂，且营养价值有限，不如吃炖烂的肉类，过多的脂肪摄入还可能增加淋巴循环负担，尤其是术后病人，可能导致引流液持续过多。

· 忌过度进补，如果您海鲜过敏，或者喝了奶制品就拉肚子，那不要强行进食。

· 不要进食鱼翅等保护动物制品，一是犯法，二是没有买卖就没有伤害。

问：我能吃水果吗？

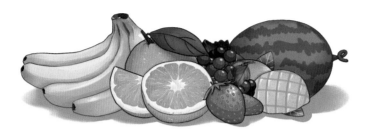

答：对于可以吃"普食"的患者，水果是可以享受的。但尤其需要注意卫生，可以剥皮或削皮类水果为首选，如一定要吃不能去皮类水果，一定要清洗干净。

问："半流食"是什么？

答：一般手术中涉及肠切除、肠吻合的病人，术后宜进食"半流食"至少三个月。通俗来讲就是，避免食用米饭、炒菜等食物。选择食用发面食物，如馒头、包子、面片、面条、

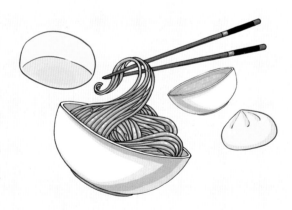

粥，甚至煮或蒸的比较容易消化的蔬菜类食物。一般不宜吃坚果，长纤维蔬菜如韭菜、芹菜和粗粮类食物。

问：我需不需要吃灵芝、冬虫夏草吗？

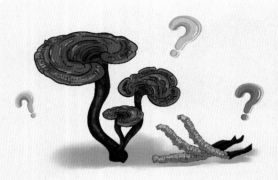

答：从西医角度，不建议患者盲目选购中草药，这些产品一方面对于肿瘤治疗无明确效果，另一方面如来源不确定还可能造成重金属中毒、肝肾功能损害等。另外，这类产品多数十分昂贵，还会增加经济负担。祖国医学博大精深，患者们可以考虑到正规的中医科就诊，中西医相辅相成，更利于肿瘤治疗。

总之，妇科恶性肿瘤患者更加应该吃好喝好，营养均衡才更利于疾病恢复。

（李舒）

关于妇科恶性肿瘤手术后的运动
——该不该动？怎么动？

所谓"生命在于运动"，不过也有个词叫"静养"。那么妇科恶性肿瘤患者术后究竟应该如何运动呢？下面给大家进行一下科普。

问：妇科恶性肿瘤手术后多久可以下床活动？

答：一般建议术后第一天就下床活动，除非是在重症监护病房或有其他限制活动的特殊情况。早下床活动的主要好处包括：促进肠道功能恢复、促进下肢血液回流预防血栓、预防粘连等等。当然，如果条件允许，还可以更早活动。总之，六个字：遵医嘱，早下地。

问：术后下床活动有哪些注意事项？

答：术后下床活动应该在家属、护士帮助下进行，先在床边坐坐，然后站站，再行走。动作宜慢，防止因麻醉、失血和久卧后导致的眩晕、跌倒。另外，如果有尿管、引流管等，应注意固定，防止管路脱出。

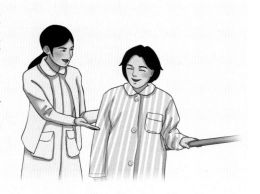

问：出院后，我可以散步吗？可以跑步吗？可以瑜伽吗？可以游泳吗？可以仰卧起坐吗？……

答：不同的手术适宜的活动不同，但需谨记一点：一定不能卧床不动！尤其是妇科恶性肿瘤患者，属于血栓发生的高危人群，长期卧床容易发生血栓，严重者可危及生命，因此一定要适量活动。其他的小提示如下。

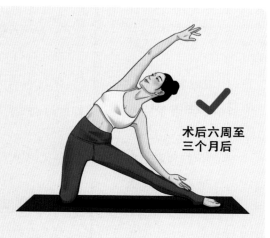

术后六周至三个月后

· 遵从医嘱，量力而为。

· 散步是推荐的，逛街也可以。不过运动时间不宜过长，建议走走停停，劳逸结合。

· 瑜伽、跑步、游泳，保守说来，如果切除子宫或宫颈锥切，建议术后六周至三个月后开始；如果是子宫肌瘤或者卵巢囊肿剥除，建议术后四周后开始。建议运动量循序渐进，最好术后或复诊时和医生确认。

· 仰卧起坐这个活动，不推荐！第一，增加腹压可能导致阴道或宫颈创面出血；第二，可能导致盆腔脏器脱垂加重或复发；第三，对腰椎不利。

问：什么叫"禁性生活，盆浴 N 周"？

答：一般涉及阴道操作的妇科手术术后会写"禁性生活，盆浴 N 周"。性生活，很好理解，就是同房。至于盆浴，

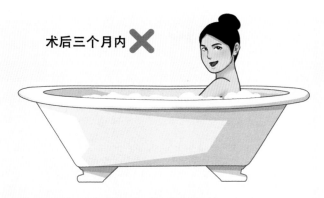

术后三个月内

通俗来讲就是阴道内进水的活动，比如游泳、泡澡，水中自行车。一般子宫切除、宫颈锥切或 LEEP 术后建议三个月内避免性生活、盆浴，以免影响阴道及宫颈创面愈合；其他手术建议一个月内避免性生活、盆浴，以预防感染。

问：我能不能做家务？

答：建议从轻体力劳动开始，尤其避免负重。拎暖壶、擦地、抱孩子这种活动还是挺费力的，建议恢复好之后再做，如果一定要给一个期限，那就六周至三个月吧。"不做家务"这回可是名正言顺的"医嘱"。

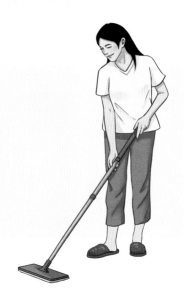

　　总之，妇科恶性肿瘤手术后选择合适的运动方式和运动强度，对疾病恢复事半功倍，但过犹不及，过度运动甚至可能会给患者带来危险。动动更健康，但也要量力而为！

（李舒）

宫颈癌的预防科普

一、什么是宫颈癌？

宫颈癌是女性常见的一种癌症，发生在子宫颈部位。它通常是由人类乳头瘤病毒（HPV）感染引起的。HPV 可以通过性接触传播，也可以通过接触感染者的皮肤或黏膜而传播。

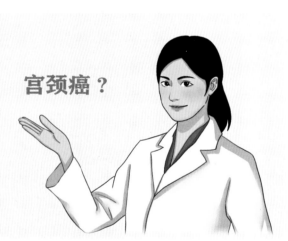

宫颈癌 ？

二、宫颈癌的症状

宫颈癌的早期可能没有明显的症状，随着病情的发展，可能会出现以下症状。

（1）不规则阴道出血：尤其是在绝经后再次出现出血。

（2）持续性疼痛：尤其是下腹或背部疼痛。

（3）白带异常：白带增加，颜色发生变化，可能带有血液。

（4）性交时出血：如果肿瘤靠近或覆盖宫颈口，性交时可能出血。

（5）其他症状：包括尿失禁、便秘、腿部肿胀等。

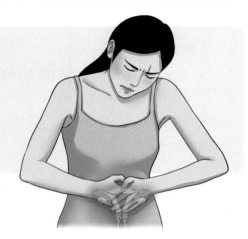

三、宫颈癌的预防

宫颈癌可以通过接种 HPV 疫苗、定期进行宫颈癌筛查、健康生活方式等来预防。

1. 接种 HPV 疫苗

HPV 疫苗是预防宫颈癌最有效的方法之一。目前，国内已经有四种 HPV 疫苗可供选择：二价、四价、九价和进口二价。其中九价疫苗覆盖的 HPV 种类最多，对预防宫颈癌最为有效。建议在合适的年龄段接种合适的 HPV 疫苗，越早接种效果越好。

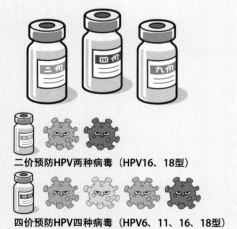

二价预防HPV两种病毒（HPV16、18型）

四价预防HPV四种病毒（HPV6、11、16、18型）

2. 定期进行宫颈癌筛查

宫颈癌筛查可以发现早期宫颈病变，有利于早期治疗。根据世界卫生组织的建议，30~64 岁的女性应该接受至少两次的宫颈癌筛查，间隔时间为 5 年。在我国，35~64 岁的女性应该每 5 年接受一次宫颈癌筛查。

3. 健康生活方式

保持健康的生活方式可以降低患宫颈癌的风险。这包括保持健康的饮食、进行适量的运动、避免吸烟和酗酒等。同时，保持单一性伴侣也可以降低感染 HPV 的风险。

四、宫颈癌的治疗

如果确诊为宫颈癌，治疗方法取决于病情的严重程度和患者的身体状况。通常的治疗方法包括手术、放疗和化疗等。治疗的目标是尽可能地清除癌细胞，减少复发的可能性，提高患者的生活质量。

五、宫颈癌的预防建议

（1）了解自己的身体状况，定期进行妇科检查和宫颈癌筛查。
（2）在合适的年龄段接种 HPV 疫苗，越早接种效果越好。

（3）保持健康的生活方式，包括健康的饮食、适量的运动、避免吸烟和酗酒等。

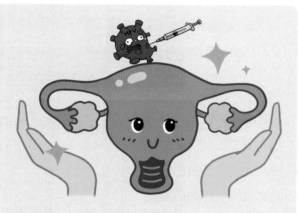

（4）注意个人卫生，保持外阴清洁干燥，避免使用刺激性的清洁剂和香皂。

（5）避免过早性行为、多性伴侣和频繁更换性伴侣等不健康行为。

（6）如果出现阴道出血、持续疼痛、白带异常等症状，应及时就医检查和治疗。

六、总结

宫颈癌是一种常见的妇科癌症，对女性的健康和生活质量造成很大的影响。预防宫颈癌的方法包括接种 HPV 疫苗、定期进行宫颈癌筛查、保持健康的生活方式等。同时，了解自己的身体状况、注意个人卫生和生活习惯等方面也非常重要。如果怀疑自己可能患有宫颈癌，应及时就医检查和治疗。

（雷婷）

宫颈癌的幕后黑手——HPV 病毒的自述

亲爱的读者们：

首先，向大家介绍一下自己。我是一种微小但却非常顽强的病毒，被认为是最普遍的性传播病毒之一。我最喜欢的潜藏地是人类皮肤和黏膜组织，比如阴道、肛门和喉咙。但是，请不要被吓到，因为大部分 HPV 感染会自行消失，只有少数会导致问题。

让我们来聊一下 HPV 的两个重要角色：低风险型和高风险型。低风险型的 HPV 主要引起尖锐湿疣，这是一种常见但不严重的性传播疾病。虽然令人厌烦，但也并不是什么大不了的事情。另一方面，高风险型的 HPV 可能导致一些严重疾病，比如宫颈癌、阴茎癌和肛门癌。

高危型 HPV 病毒是如何导致女性发生宫颈癌呢？想象一下，你的身体就像一个庞大复杂的城市，而我就像是潜入城市的一名隐秘间谍。一旦我进入你的身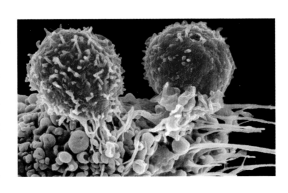体，我会找到一个居住的地方，目标地是宫颈。在那里，我开始破坏正常细胞的生命周期，俨然成为你身体深处的一个"内奸"。

正常情况下，宫颈上的细胞会按照规律、有序地生长、分裂和老化，而与此同时，免疫系统也会紧守城门，积极保卫着你们的身体。然而，当我悄悄进入并寄居在宫颈上时，这种平衡就被打破了。

我编织了一个巧妙的阴谋，试图操纵细胞的生命周期。我的目标是让宫颈上的细胞无法在适当的时间停止生长，并诱导它们无限繁殖。这就像是一座城市里的恶意病毒，破坏着交通系统，导致社会秩序的崩溃。

直到某一天，你可能接受了一次 HPV 检测和宫颈细胞检查。医生会使用小刷子在我们寄存的宫颈部位刷出一部分分泌物及脱落细胞进行检查。

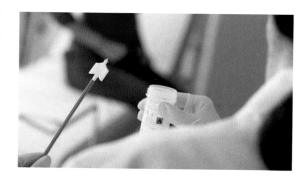

阴性结果是好消息，代表你的身体中并没有我这个隐秘的"内奸"。阳性结果则需要更多地检查，以确定是否存在宫颈癌。而当你接收到可能的癌前细胞的结果时，请不要害怕，这只是一个早期预警，宫颈癌并未真正到来。

但当宫颈癌进入晚期，它会像一块巨大的石头压在你的心头。疼痛和不适感可能变得无法忍受。但是，请别忘了，医疗技术的发展能够更早地发现宫颈癌，这样就能早早地将我们赶走。

幸运的是，你们有疫苗！疫苗是你们的免疫系统的武器库，它们被设计来预防各种疾病，包括宫颈癌的主要致病因素之一——人乳头瘤病毒。就像城市的围墙，疫苗可以帮助你们构筑起一道坚固的防护线，将我们拒之门外。

请让我跟大家分享一下 HPV 疫苗的一些事实。

首先，疫苗非常安全，已经经过严格的科学研究和临床试验。副作用很少，大多数是轻微的局部疼痛或发红。其次，疫苗对预防 HPV 感染和相关疾病非常有效。它已在全球范围被广泛应用，并取得了积极的效果。除了接种疫苗，你们还需要采取其他预防措施来保护自己。使用避孕套可以减少 HPV 感染的风险，规律的妇科检查和宫颈抹片检查也是非常重要的。这些检查可以帮助早期发现潜在的 HPV 感染或异常，并采取适当的治疗措施。

此外，健康的生活方式也对预防 HPV 感染起着积极的作用。保持良好的卫生习惯，包括勤洗手和避免不洁性生活，有助于减少病毒的传播和感染风险。此外，均衡的饮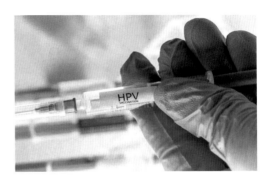食、充足的睡眠和适度的运动可以增强我们的免疫系统，并提高抵抗 HPV 感染的能力。

亲爱的读者，是时候行动起来了！保护自己，保护你所爱的人。请与医生咨询，寻求最合适的疫苗接种计划。同时，也请定期进行宫颈癌筛查，这是发现疾病早期的最佳途径。记住，早期发现、早期治疗，是战胜宫颈癌的关键。

最后，让我为大家总结一下。

人乳头瘤病毒（HPV）是宫颈癌的主要致病原因之一，它潜伏在宫颈细胞中，扰乱细胞生命周期，导致细胞异常生长。

早期宫颈癌通常通过细胞检测来诊断，早期预警可以帮助我们更早地发现疾病，采取必要的治疗。

预防是最好的策略，接种宫颈癌疫苗可以大大降低感染人乳头瘤病毒的风险。

请定期进行宫颈癌筛查，保持良好的生活方式，包括戒烟、避免不洁性生活、健康饮食和规律运动。

请记住，我们的健康掌握在自己手中，让我们共同努力，为自己和我们的社会创造一个更加健康的明天！

祝福你们健康幸福！

自述者：人乳头瘤病毒
照片：

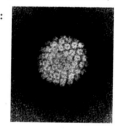

（蒲腾达）

卵巢癌术后——伤口篇

"卵巢癌术后半年了，伤口还是痛，难道是复发了吗？但是医生又说没复发，那伤口为什么还痛呢？"很多患者都有这样的疑问，让我们一起来看看究竟是怎么回事吧。

一、手术后伤口是这样愈合的

1. 工作细胞

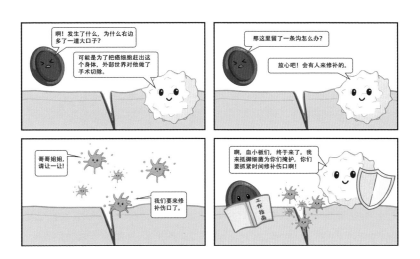

2. 一期愈合

卵巢癌术后，假如伤口创缘整齐没有感染，创面对合良好，伤口只有少量的血凝块，炎症反应轻微，这时候伤口愈合的过程我们称为一期愈合。看似简单的伤口修补，整个过程实际却是很复杂，需要很多细胞的参与。

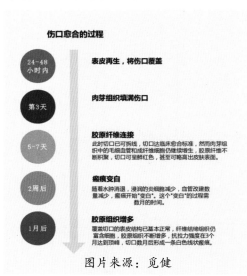

图片来源：觅健

3.二期愈合

在卵巢癌手术中，因为清除的病灶大，创口大，会导致创缘不整齐，如果遇到伤口哆开、无法整齐对合，甚至伴有感染，这类伤口愈合的过程我们称为二期愈合。这个愈合的过程就更加复杂，只有等到感染被控制，坏死组织被清除以后，再生才能开始，因此，最终形成瘢痕的时间会拉长，瘢痕也会较大。

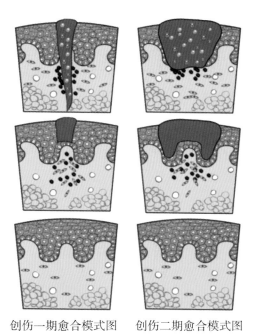

创伤一期愈合模式图　　　创伤二期愈合模式图

二、术后伤口痛，有两个主要原因

1. 疤痕神经增生

我们身体里的神经和血管常常是伴行的，所以手术时，外周的神经也会受损，如果相连的神经细胞仍然存活，就会再生。

就像上图那样，两端的神经鞘细胞增生，将断端连接。整条神经再生过程常常需要数月以上才能完成。如果断离的两端相隔太远，或者两端之间有瘢痕或其他组织阻隔，再生轴突不能到达远端，而是与增生的结缔组织混杂在一起，卷曲成团，成为创伤性神经瘤，可能发生顽固性疼痛。

　　而卵巢癌手术，假如切开的组织、皮肤范围较大，就会导致伤口两端相隔较远，神经再生困难，进而产生上述的顽固性疼痛，这也就是部分卵巢癌患者术后很久了伤口还会疼的原因。

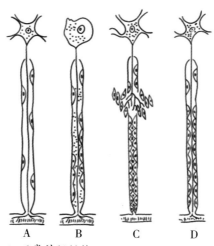

A B C D

A. 正常神经纤维
B. 神经纤维断离，远端及近端的一部分髓鞘及轴突崩解
C. 神经膜细胞增生，轴突生长
D. 神经轴突达末端，多余部分消失

2.血糖过高

　　血液和组织的高糖状态是细菌良好的培养基，细菌容易生长繁殖，感染很难控制。所以，如果伤口久久不愈合，要考虑血糖的因素。那么血糖多高算高呢？

　　空腹血糖的正常值是 3.9~6.1mmol/L，空腹指的是早晨起床后未进食之前。

餐后 2 小时的血糖正常值是 ≤ 7.8mmol/L，餐后 2 小时指的是从第一口饭开始算起 2 小时后。

如果血糖高于上面这些值，就需要到医院做一个糖耐量测试。

此外，也可以抽血查糖化血红蛋白测定来判断，这代表的是近 2~3 个月的平均血糖情况。正常人糖化血红蛋白测定的参考值是 4%~6%，当参考值大于 9% 时，预测为糖尿病的准确率为 78%，当参考值大于 10% 时，预测为糖尿病的准确率为 89%。

血糖值对照表

血糖浓度单位：mmol/L

诊断	条件	毛细血管	静脉（全血）
空腹血糖受损	空腹	5.6-6.1	5.6-6.1
	服糖后两小时	< 7.8	< 6.7
糖耐量受损	空腹	< 6.1	< 6.1
	服糖后两小时	7.8-11.1	6.7-10.0
糖尿病	空腹	≥6.1	≥6.1
	服糖后两小时	≥11.1	≥10

图片来源：觅健

三、想要伤口愈合好，这些方面得注意

卵巢癌术后伤口长得不好，是一件令人担忧的事，尤其对于早期卵巢癌患者而言，虽然有些客观因素无法控制，比如高龄。但是，还是有很多方面我们可以注意的，比如营养、情绪、睡眠、微量元素、感染等。营养方面，需要注意这三样：蛋白质、维生素 C 和锌。

1. 蛋白质

严重的蛋白质缺乏,尤其是含硫氨基酸(如甲硫氨酸、胱氨酸)缺乏时,肉芽组织及胶原形成不良,伤口愈合延缓。而甲硫氨酸和胱氨酸又是人体不能合成的氨基酸,必须通过食物摄取,富含甲硫氨酸的食物有鸡蛋、芝麻、葵花籽、乳制品、酵母、海藻类,叶类蔬菜等。

富含胱氨酸的食物有黑米、燕麦、玉米、黄豆,花生等。并且,这些也都是日常饮食中常见的食材,只要平时三餐食物丰富多样,就可以满足身体的需要。

2. 维生素 C

维生素 C 对伤口的愈合最重要。这是由于 a- 多肽链中的两个主要氨基酸——脯氨酸和赖氨酸,必须经羟化酶羟化,才能形成前胶原分子,而维生素 C 具有催化羟化酶的作用。因此,维生素 C 缺乏时前胶原分子难以形成,从而影响了胶原纤维的形成。富含维生素 C 的食物,相信不需要多说,大家都知道了,但是,必须提醒大家的是,人体是不能超高量摄入维生素 C 的。维生素 C 摄入量太高可能会使人出现高尿酸尿症和高草酸尿症。更值得注意的是,大量摄取维生素 C 令人产生依赖的情况,如果停止维生素 C 的摄入很快会出现维生素 C 缺乏的症状。所以,建议大家多吃新鲜的蔬菜水果来补充日常需要的维生素 C,而不是额外购买补充剂。

3. 锌

在微量元素中锌对创伤愈合有重要作用，手术后伤口愈合迟缓的患者，皮肤中锌的含量大多比愈合良好的患者低，因此补给锌能促进愈合。

富含锌的食物有瘦牛肉、猪肉、羊肉、鸡心、鱼、牡蛎、蛋黄、脱脂奶粉、小麦胚芽、芝麻、核桃、豆类、花生、小米，萝卜等等，同样地，过犹不及，大量的锌能抑制吞噬细胞的活性和杀菌力，从而降低人体的免疫功能，使抗病能力减弱。

总结

不良的情绪对伤口恢复和肿瘤的复发也有影响，所以，抗癌的路上一定要带上积极的情绪，如果遭遇负面情绪，可以选择倾诉或者去做别的事情转移注意力。身心合一才能靠近"治愈"！

（文阳）

宫颈癌——放疗篇

持续性的人乳头瘤病毒（HPV）感染是宫颈癌发生的最主要因素。在宫颈癌高发国家，慢性 HPV 感染的患病率约为 10%~20%，而在低发国家的患病率为 5%~10%。接种免疫疫苗可预防各种 HPV 亚型的感染。

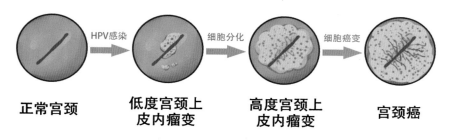

正常宫颈　　低度宫颈上皮内瘤变　　高度宫颈上皮内瘤变　　宫颈癌

与宫颈癌相关的其他流行病学风险因素是吸烟史、产次、口服避孕药史、性交开始年龄早、性伴侣数量多、性传播疾病史、某些自身免疫性疾病和慢性免疫抑制疾病。

一、什么样的宫颈癌患者适合放疗？

（1）局部晚期疾病患者或不适合手术的患者。

（2）具有一个或多个病理风险因素（例如阳性淋巴结、宫旁浸润、阳性手术切缘、大肿瘤、深基质浸润、LVSI）的患者，根治性子宫切除术后的辅助治疗。

二、使用什么方式放疗？

基于 CT 的适形照射和剂量分布治疗计划被认为是外照射放疗的标准治疗。近距离放射治疗是不适合手术的宫颈癌患者（即宫颈完整的患者）确定性治疗的关键组成部分；它也可用作辅助治疗。

在综合治疗计划中，近距离放射治疗通常与 EBRT 联合使用。立体定向放射治疗（SBRT）允许输送非常高剂量的聚焦体外射束辐射，并且可以应用于孤立的转移部位。

三、总治疗时长可否延长？

延长放射治疗持续时间对结局有不良影响。将总治疗时间延长至 6~8 周可导致盆腔控制率降低约 0.5%~1%，并导致总治疗时间延长。每增加一天，生存期也会不同。

因此，尽管尚未进行前瞻性随机试验，但普遍认为应及时（8 周内）完成整个放疗过程（包括外照射放疗和近距离放射治疗部分）；应尽可能避免放射治疗的延迟或分裂。

四、宫颈癌放疗副作用？

宫颈癌的放射治疗根据放疗反应出现时间的先后分为近期放疗

反应和远期放疗反应。

近期放疗反应是指发生在放疗中和放疗后 3 个月以内的急性反应。远期放疗反应是指发生在放疗 3 个月以后的反应。

1. 近期放疗反应

（1）全身反应：在放疗过程中，早期会表现为乏力、恶心呕吐、食欲不振等症状，以及以白细胞、血小板、血红蛋白下降为主要表现的骨髓抑制。患者每日饮水 2000ml 有利于排出体内毒素。加强营养供应，必要时静脉补充营养液。遵医嘱口服药物或打针治疗。

（2）直肠反应：大约发生在接受放疗 10 次后，主要表现为里急后重、腹泻、黏液便、大便疼痛、便血或痔疮发作等。每日放疗前排空直肠，减少直肠的照射体积。饮食上避免食用辛辣食物，宜食用高维生素、高蛋白质、易消化的食物，可以减少直肠反应。

（3）膀胱反应：发生在放疗后 3 周左右，表现为尿频、尿急、尿痛，少数严重者可表现为血尿。每日放疗前憋小便至 250ml 以上，使膀胱与周围的组织结构产生相对位移，从而更好地保护膀胱及周围正常组织免受射线损伤。保证每日饮水 2000ml 以上可有效预防膀胱反应。出现膀胱刺激征时可口服抗生素。

（4）皮肤反应：一般表现为皮肤红斑和色素沉着。注意穿着纯棉柔软的衣物，避免用刺激性沐浴露冲洗照射部位；照射区域禁止开水冲洗、搓澡巾搓洗、热敷、拔罐、贴膏药等；夏天避免出汗较多，肥胖患者需经常摊开皮肤皱褶，晾干皱褶内的皮肤。

2. 远期放疗反应

放疗结束后半年到一年左右会出现远期放疗反应，一般为放射性直肠炎和乙状结肠炎、放射性膀胱炎、放射性小肠炎、盆腔纤维化、阴道狭窄等。

（1）放射性直肠炎和乙状结肠炎常发生在放疗后 0.5~1 年，主要表现为腹泻、黏液便、里急后重、便血和便秘等，严重者可出现直肠阴道瘘。患者需要遵医嘱进行对症处理或手术治疗。

（2）放射性膀胱炎多发生在放疗后 1 年左右，主要表现为尿频、尿急、尿血和尿痛等，严重者会出现膀胱阴道瘘。患者以保守治疗为主，严重者需要进行手术治疗。

（3）放射性小肠炎主要表现为稀便、大便次数增加、黏液便、腹痛等，严重者可出现小肠穿孔、梗阻等。需在医生的指导下使用药物治疗或进行手术治疗。

（4）大剂量全盆腔照射可能会出现盆腔纤维化，严重者输尿管及淋巴管堵塞，导致肾积水、肾功能障碍，下肢水肿等。可遵医嘱用药或手术治疗。

（5）放疗后可能出现阴道粘连狭窄的情况，需要遵医嘱定期进行阴道冲洗，阴道冲洗一般建议从放疗第一天开始进行，早晚各一次，半年后可改为一天冲洗一次，要坚持冲洗两年时间。放疗后 3 个月可以开始性生活，或使用假阳具进行阴道扩张，以预防狭窄和粘连。

（6）大概 5%~15% 的患者放疗后 10~14 个月会出现不同程度的骨骼损伤，主要为盆腔骨骼的不完全性骨折，临床表现为不明原因的盆腔骨骼疼痛，临床易与骨转移瘤、椎间盘突出等引起的疼痛混淆。放疗结束后一定要定期复查（放疗结束后 2 年内每三个月复查一次，2 年后每半年复查一次，5 年后每年复查一次）。

（文阳）

宫颈癌的"哪些"问题?

一、什么是宫颈癌?

宫颈癌是发生在宫颈部位的一种恶性肿瘤,以阴道接触性出血,白色或血性、水样或米泔水样有腥臭味的阴道排液为症状特征。与人乳头瘤病毒(HPV)感染、多个性伴侣、吸烟、性生活过早(< 16 岁)、性传播疾病、经济状况低下、口服避孕药和免疫抑制等因素相关。

二、宫颈癌有哪些症状表现?

阴道接触性出血、绝经后阴道不规则出血、阴道排液(白色或血性、水样或米泔水样有腥臭味),根据癌灶累及范围可出现尿频、尿急、便秘、下肢肿痛、输尿管梗阻、肾盂积水及尿毒症;晚期可有贫血、恶病质(表现为极度消瘦、精神衰颓、生活不能自理、极度痛苦,全身衰竭等综合征)。

三、宫颈癌有哪些类型?

Ⅰ期:子宫颈癌局限在子宫颈(扩展至宫体将被忽略)。

Ⅱ期:肿瘤超越子宫,但未达阴道下三分之一或未达骨盆壁。

Ⅲ期:肿瘤累及阴道下三分之一和(或)扩展到骨盆壁和(或)引起肾盂积水或肾无功能和(或)累及盆腔和(或)主动脉旁淋巴结。

Ⅳ期：肿瘤侵犯膀胱黏膜或直肠黏膜（活检证实）和（或）超出真骨盆（泡状水肿不分为Ⅳ期）。

四、哪些因素可能会诱发宫颈癌？

（1）免疫功能低下的人群，如人类免疫缺陷病毒（HIV）患者、器官移植后服用抗排异药物的人等，这些人自身机体抵抗HPV感染的能力低下，发生宫颈癌的概率相对高一些。

（2）过早性行为和多个性伴侣，感染高危HPV的概率高，癌变的风险就大。

（3）存在其他生殖器官感染、阴道菌群失调等情况，也会增加宫颈癌患病风险。

（4）长期吸烟或吸二手烟，机体免疫力下降，也会给HPV感染可乘之机。

（5）多孕多产的女性，更容易遭受HPV感染，增加宫颈癌患病风险。

五、哪些人容易得宫颈癌？

（1）有多个性伴侣的女性。

（2）早孕、多孕以及性生活比较早的女性。

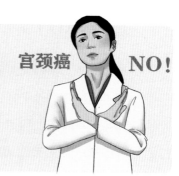

（3）年龄处于35到50岁的女性。

（4）以前或现在感染HPV病毒的女性。

（5）吸烟和卫生状况不良的女性。

六、可能引起哪些并发症?

随着病情发展，肿瘤侵犯到周围组织和器官后，可引起膀胱阴道瘘、肠瘘、尿毒症等并发症。

（1）膀胱阴道瘘：如果肿瘤侵犯到膀胱，膀胱和阴道过度受压损伤，就会导致膀胱阴道瘘。

（2）肠瘘：如果肿瘤侵犯整个直肠层，可能导致肠壁破裂、肠瘘，进而引起腹腔感染、急性腹膜炎、大便出血等症状。

（3）尿毒症：宫颈癌晚期，癌细胞扩散到盆腔。会伤及膀胱和输尿管，进而导致排尿困难、尿少、肾积水、肾功能异常，尿毒症。

七、需要做哪些检查确诊?

（1）宫颈细胞学及 HPV 检查：确认是否已经感染 HPV 病毒。

（2）阴道镜检查：选择可疑癌变区进行宫颈活组织检查，可进一步发现宫颈病变。

（3）宫颈活检：可以确诊宫颈癌及宫颈癌前病变。

（4）影像学检查：包括阴道超声、CT、磁共振成像（MRI）、PET-CT，充分利用影像学诊断，可以准确判断肿瘤大小、位置关系以及侵犯范围，也可进一步判断肿瘤是否发生转移及转移的位置。

（5）血清肿瘤标志物检查：有助于宫颈癌的确诊。

（刘志荣）

它们告诉你，宫颈癌来了！

宫颈癌是最常见的妇科恶性肿瘤，它的病理类型有鳞状细胞浸润癌、腺癌、腺鳞癌，还有一些比较少见的病理类型，如神经内分泌癌、未分化癌等等。

宫颈癌是严重危害女性健康的肿瘤，著名艺人梅艳芳即因为宫颈癌去世。

早期宫颈癌通常没有明显症状和体征，随着病变的进展，可以出现以下七种症状，请一定不要忽视，因为宫颈癌属于恶性肿瘤，它可以通过直接蔓延、淋巴转移，甚至是血液转移，癌细胞波及全身。

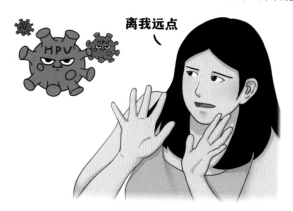

1. 不规则流血

常表现为接触性出血，也可表现为不规则流血，经期延长，经量增多，对于绝经后老年患者来说，出现绝经后不规则流血一定要引起重视。

出血量根据病灶大小、侵犯血管情况而不同，如果侵犯了大血管有可能导致大出血，一般外生型癌出血较早，量多，内生型癌出血较晚。

2. 异常排液

早期可有异常排液，多数液体为白色或血性、稀薄如水样或米泔水状、有腥臭味，如果到了晚期，因为癌组织坏死伴感染，还可有大量脓性恶臭白带。

3. 下肢肿痛

如果出现下肢肿痛，一般提示宫颈癌可能已经累及压迫到坐骨神经了，也有可能是引起了严重的下肢静脉血栓。

4. 排便困难

宫颈癌可以直接蔓延到直肠，起到压迫症状，早期可有肛门坠胀，里急后重，随着病情的进展，还可以出现排便困难，便秘甚至血便。

5. 尿频尿急

宫颈癌压迫膀胱，可能会出现尿频尿急，如果压迫或累及输尿管，可引起输尿管梗阻，导致严重的肾盂积水，甚至是尿毒症。

6. 消瘦

消瘦是很多癌症的表现，也是宫颈癌的表现，事实上如果出现严重的消瘦，宫颈癌基本已处于晚期了，因为全身衰竭，肿瘤消耗，使得患者出现恶病质。

7. 贫血

贫血同样是宫颈癌的晚期表现，因为进食少，营养缺乏，再加上肿瘤本身引起的出血所致。

女性该如何预防宫颈癌呢？

1. 健康教育不可少

提高对疾病的认知。目前已证实，高危型人乳头瘤病毒（HR-HPV）持续性感染（目前已知的有 14 种），尤其 HPV16/18 型持续感染是宫颈癌最主要的致病因素。

性传播是 HPV 感染的主要途径。过早性生活、过多性伴侣都会增加 HPV 感染概率。免疫系统是我们战胜 HPV 的王牌，为了更好地保护我们的免疫系统，对不健康的行为，坚持说不。

2. 定期筛查是关键

子宫颈癌定期筛查的重要性。由于宫颈癌疾病预后差、疾病负担重，因此宫颈癌防大于治。定期做宫颈细胞学检查 +HPV 联合筛查可以有效降低宫颈癌的发病率。

鉴于我国目前子宫颈癌的发病年龄特点，推荐筛查起始年龄为 25~30 岁。HPV 疫苗接种者，应该同非接种者一样，定期接受子宫颈癌筛查。

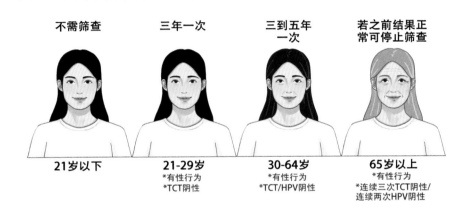

不需筛查	三年一次	三到五年一次	若之前结果正常可停止筛查
21岁以下	21-29岁 *有性行为 *TCT阴性	30-64岁 *有性行为 *TCT/HPV阴性	65岁以上 *有性行为 *连续三次TCT阴性/ 连续两次HPV阴性

3. 预防性 HPV 疫苗接种

预防接种 HPV 疫苗作为宫颈癌一级预防的重要手段受到全球权威卫生机构和组织的广泛认可。欧美国家和中国港台地区均将 HPV 疫苗作为宫颈癌综合防控的有效手段。

目前，二价、四价、九价疫苗已经在全国流通使用。如果需要接种，可以咨询当地医疗卫生部门了解。

（要静妍）

守护健康，了解会遗传的妇科肿瘤

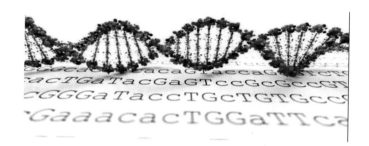

妇科肿瘤会遗传吗？

会！但不是全部！

10%~20% 的妇科肿瘤与遗传因素有关。常见的遗传性妇科肿瘤包括：**遗传性乳腺癌 / 卵巢癌综合征、林奇综合征中的子宫内膜癌**等。

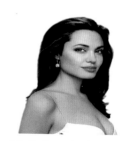

· 安吉丽娜 . 朱莉家系情况：

母亲 49 岁患乳腺癌、姨及姥姥均为乳腺癌。

病理类型、发病侧不详，未进行基因检测。

本人检测：BRCA1 基因突变。

处理方案：37 岁预防性双侧乳腺切除 + 乳腺再造术；定期监测 CA125 正常、PET-CT 正常。39 岁选择预防性双侧附件切除术。

以妇科典型的**遗传性乳腺癌 / 卵巢癌综合征**为例，导致该综合征通常是患者携带可遗传的 BRCA1 或 BRCA2 基因突变。后代中女性存在 BRCA1 基因突变时，终身患乳腺癌风险可达 87%，患卵巢癌的风险为 44%。

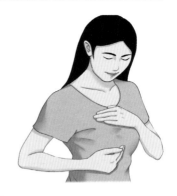

那生儿子是不是就可以高枕无忧了？

不可以！

首先，就算生儿子，肿瘤易感基因也不一定会从家族中销声匿迹。如果男性从母亲那里获得了易感基因，还是有一半的机会传给女儿。

其次，男性就算没有女性生殖系统，不会得妇科肿

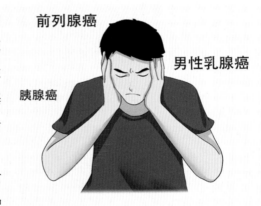

瘤，但是肿瘤易感基因仍然会对他们的健康产生影响。当男性携带 BRCA 基因突变仍会造成他们患这些恶性肿瘤的概率升高数倍。

所以，我们建议上皮性卵巢癌患者进行基因筛查（不仅仅限于 BRCA 基因），如果患者携带有可能遗传的致病突变，其子女无论男女也应进行相关基因的验证。

哪些人群建议做妇科肿瘤遗传咨询?

(1)绝经前患乳腺癌或者卵巢癌。

(2)患者同时或不同时被诊断多个原发肿瘤。

(3)患者同时或不同时被诊断双侧原发肿瘤(如双侧乳腺癌、卵巢癌)。

(4)直系亲属中患有卵巢癌或者乳腺癌。

(5)家族中有男性乳腺癌,或者前列腺癌、胰腺癌等。

(6)直系亲属中有患子宫内膜癌或结直肠癌、胃癌等。

(7)直系亲属中有两个及两个以上其他肿瘤患者。

(8)有保留生育和生理功能需求的年轻恶性肿瘤患者及高危人群。

通过基因检测和遗传咨询,可以①对肿瘤病人,实现精准治疗,筛选靶向药适用人群、预测化疗药物的敏感性、预测肿瘤治疗后的复发风险等;②对于患者亲属,检测相关肿瘤易感基因,可以进行风险预警和提示,制定个性化遗传性肿瘤监测、管理及预防策略,降低肿瘤发生的风险;③在其子女生育时,还可以通过行基因选择的试管婴儿技术,真正将肿瘤易感基因"围追堵截",使它再也不能困扰后代。

(涂云霞)

宫颈癌科普

宫颈癌，是女性生殖道最常见的妇科恶性肿瘤，也是我国第二大女性恶性肿瘤。在我国宫颈癌发病以 40~50 岁为最多，60~70 岁是发病的又一高峰年龄段，20 岁以下少见。

一、宫颈癌的高危因素

1. 病毒感染

高危型 HPV 持续感染是宫颈癌的主要危险因素，90% 以上的宫颈癌伴有高危型 HPV 感染。

2. 性行为及分娩次数

多个性伴侣、初次性生活 <16 岁、初产年龄小、多孕多产等与宫颈癌发生密切相关。

3. 其他生物学因素

沙眼衣原体、单纯疱疹病毒 II 型、滴虫等病原体的感染，在高危 HPV 感染导致宫颈癌的发病过程中有协同作用。

4. 其他行为因素

吸烟是宫颈癌的一个重要诱因，免疫力低下，应用免疫抑制剂的人群，营养不良，卫生条件差等也可影响疾病的发生。

5. 性激素因素

有研究报道长期口服避孕药也是高危因素。

6. 有癌症家族史者。

二、宫颈癌症状

1. 阴道流血

通常表现为接触性出血，比如在性生活、妇科检查后阴道流血或有血性白带，老年患者通常表现为绝经后阴道流血。

2. 阴道排液

阴道有异常排液，伴有感染时阴道排液为腥臭味或恶臭；晚期患者由于肿瘤组织坏死和感染，有大量米汤样或者脓性恶臭的分泌物。

3. 其他组织或器官受侵犯的症状

宫颈癌晚期时，由于肿瘤侵犯到了邻近周围的组织或器官，患者会有尿频、尿急、肛门坠胀感、下腹和腿部肿痛等。更晚病期，会导致输尿管梗阻、肾盂积水，肾功能损坏等。疾病末期，患者出现极度消瘦、大小便困难、贫血、乏力和阴道大出血等晚期恶性肿瘤的现象。

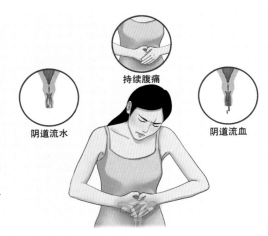

三、宫颈癌的治疗

（1）手术治疗，主要用于早期宫颈癌患者。

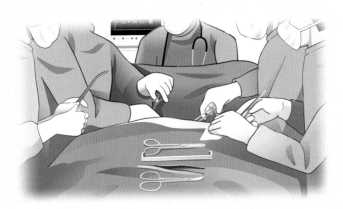

（2）放射治疗，适用于①中晚期患者；②全身情况不适宜手术的早期患者；③宫颈大块病灶的术前放疗；④手术治疗后病理检查发现有高危因素的辅助治疗。

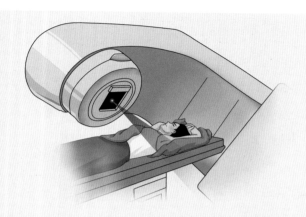

（3）化学治疗，主要用于晚期或复发转移的患者。

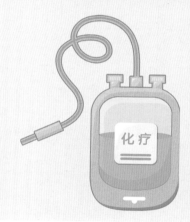

四、宫颈癌的预防

（1）定期做宫颈癌筛查（HPV 检测，TCT），若筛查发现异常，可转诊阴道镜检查或宫颈活检病理确诊。

（2）接种 HPV 疫苗。疫苗接种是预防宫颈癌最有效的手段。引

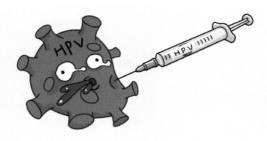

起宫颈癌的高危型人乳头瘤病毒中最常见的就是 16 和 18 两种型别，会引起 80% 左右宫颈癌的发生。不论是二价、四价还是九价疫苗都覆盖了这两个型别，二价疫苗可预防 HPV 的 16/18 亚型，同时对 HPV 31/33 /45 亚型具有交叉保护力。四价疫苗可预防 HPV 的 6/11/16/18 亚型，同时对 HPV31/33/45 亚型具有交叉保护力。九价疫苗可预防 HPV6/11/16/18/31/33/45 /52/58 亚型。目前批准适用年龄均为 9~45 岁女性。在选择 HPV 疫苗时，不必过度地关注是几价疫苗，而应考虑疫苗的可及性及个人身体情况，早接种早预防。

（3）保持良好健康的生活方式。

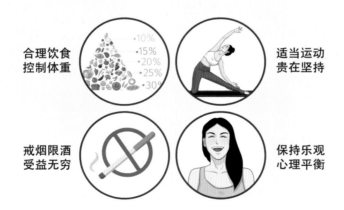

（张克）

HPV 疫苗：你的"超级保镖"！

亲爱的女士们，今天我们要聊聊那个可以像超级保镖一样保护我们的神奇疫苗——HPV 疫苗！

一、什么是"HPV"？

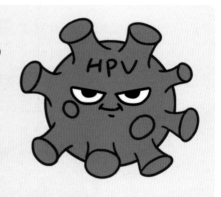

首先，让我们来认识一下我们的"敌人"——HPV 病毒。这家伙有 200 多个亲戚，而其中一些是非常不受欢迎的"不良分子"，这些"不良分子"通常被我们称之为"高危型 HPV"，他们的持续感染会引起一系列的健康问题，包括宫颈癌、肛门癌、阴道癌、外阴癌等。而对于女性朋友而言，高危型 HPV 持续感染导致的最常见的癌症即"宫颈癌"，严重威胁女性的身心健康！但是，别担心！我们有一个强大的"保镖"，那就是"HPV"疫苗！

二、我们为什么需要这个"保镖"？

高危型 HPV 的持续性感染是子宫颈癌发生的必要因素，而 HPV 疫苗能够有效保护我们免受 HPV 病毒的侵害，从而成为我们的"超级保镖"。HPV 疫苗是目前预防宫颈癌最有效的方法之一。

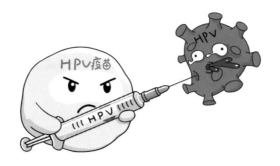

三、"超级保镖"有哪些？

目前我们有三种"超级保镖"可以选择：二价（针对 HPV16、18型）、四价（针对 HPV6、11、16、18 型）、九价（针对 6、11、16、18、31、33、45、52、58 型）疫苗，其中九价疫苗是最强大的一个，可以预防 9 种不同类型 HPV 病毒的侵害。三种 HPV 疫苗均具有很好的免疫原性及保护效力。

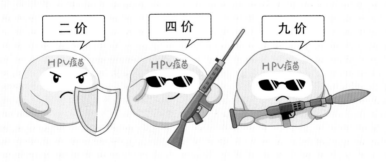

四、什么时候聘请这个"保镖"？

最好是在我们步入青春期就聘请这个"保镖"，优先推荐 9~26 岁女性接种 HPV 疫苗，特别是 17 岁之前的女性。国际上，WHO 建议主要目标接种人群为未暴露于疫苗相关 HPV 基因型的青春期女性，这样才能获得最佳的保护。而且 WHO 明确提出，对 9~14 岁女性接种 2 剂次，即可得到充分保护。但如果你错过了这个时间，也不用担心，直到 45 岁都可以聘请这个"保镖"来保护你！另外，无论您现在是否存在 HPV 感染，对适龄女性均推荐接种 HPV 疫苗（接种之前无需常规行细胞学及 HPV 检测）。

五、"保镖"会不会打得太重？

别担心，这个"保镖"非常专业，只会给你带来轻微的不适，比如疼痛、红肿或发热，但这些都是暂时的，严重的副作用是非常罕见的，所以，你可以放心大胆地接种 HPV 疫苗，让它成为你的"超级保镖"。但大家要注意的一点是，接种 HPV 疫苗后，仍需进行子宫颈癌筛查！

六、结论

通过接种 HPV 疫苗，我们可以为自己和我们的社区提供一个更健康、更安全的环境。所以，亲爱的女士们，让我们一起行动起来，选择一个"超级保镖"来保护我们！

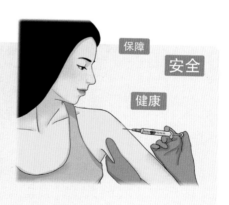

（张静）

妇科肿瘤——美少女的 HPV 疑问之——解答

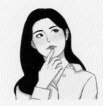

美少女：您好，医生，HPV 究竟是个啥，现在好多人都在谈论这个话题？说什么的都有，有人说的很严重、好可怕！

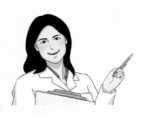

医生：您好，美少女，HPV 是人乳头状瘤病毒的一个简称，因为它和多种恶性肿瘤，尤其是与女性生殖道比较常见的恶性肿瘤宫颈癌的发生密切相关，所以需要引起美少女们的关注。要想全面的了解 HPV 感染，可是有很多话题能聊得，您有什么最关心的问题吗？

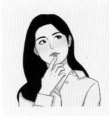

美少女：HPV 感染很普遍吗？怎么到处都是 HPV 感染啊！

医生：感染 HPV 就像感冒一样，据统计超过 80% 性活跃的女性，一生中至少感染过一种或多种 HPV，有些女性会在 HPV 转阴后重复感染同一型别或者不同类型的 HPV。所以，HPV 感染很普遍，没有必要过度恐慌！

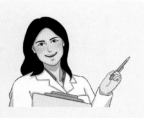

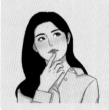

美少女：那么多人感染 HPV，是不是 HPV 感染很可怕？

医生：人体很多恶性肿瘤中都能发现 HPV 感染的踪迹，有数据显示：90.6% 的宫颈癌、91.1% 肛门癌、75.0% 的阴道癌、70.1% 的口咽癌、68.8% 的外阴癌、63.3% 的阴茎癌、32.0% 的口腔癌、20.9% 的喉癌中可以检测到 HPV 病毒感染。可以说 HPV 病毒和这些恶性肿瘤的发生密切相关，所以说 HPV 感染还是需要引起我们高度重视和积极处理的。

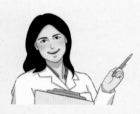

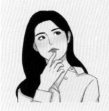

美少女：您说得太吓人了，那 HPV 病毒都通过什么途径传染啊？

医生：HPV 是一种很常见的病毒，主要是通过性行为传播，但也可能通过公共使用的毛巾，便盆等间接接触传播。理论上讲，只要是有过性行为的人，即使只和一个曾经有过其他性伴侣的人发生性行为，也有感染 HPV 的风险。

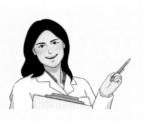

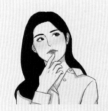

美少女：那怎么检查 HPV 是否感染呢？我对象是不是也要检查呢？

医生：目前推荐有性生活的女性都要常规进行宫颈 HPV 分型和液基薄层脱落细胞学（TCT）检测，就是我们通常所说的女性"两癌（乳腺癌和宫颈癌）筛查"。也可以进行 TCT 或

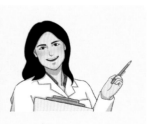

HPV 分型单独筛查，但是没有二者联合筛查全面。如果筛查没有发现 HPV 感染，推荐每 3~5 年复查一次。如果筛查发现 HPV 感染，要根据感染的是低危病毒还是高危病毒，进行不同的处理。男性的样本采集不如女性可靠，因为在尿道口和阴茎周围只能取到少量的样品；男性即使感染了 HPV 病毒，由于生理结构的特殊性，基本上都可以通过自身免疫力清除掉病毒。目前还没有批准的检测方法来检测男性 HPV，所以一般不建议无症状情况下常规对男性开展 HPV 检测。但是一些疾控机构为肛门癌高风险（如 HIV 患者或者肛交者）的男性提供肛门细胞学检查是可以的。

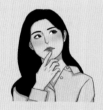

美少女：感染了 HPV 就一定会得宫颈癌吗？

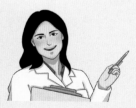

医生：并不是的！HPV 感染和 HPV 致病是两个概念，我们前面谈到超过 80% 性活跃的女性，一生中至少感染过一种或多种 HPV。但是，大部分 HPV 感染都是一过性的，可以被人体自身清除，其中约 67% 的 HPV 感染可在一年内自行转阴，约 90% 的 HPV 感染可在两年内自行转阴。其消退时间主要由 HPV 型别决定，一般低危型 HPV 消退需要 5~6 个月，高危型 HPV 消退需要 8~24 个月。因为高危 HPV 感染和宫颈癌的关系最为直接和密切，有句话叫"没有 HPV 感染就没有宫颈癌"，还是有一定道理的，所以高危 HPV 感染和宫颈癌的问题才一直被广泛关注。只有持续感染超过 12 个月以上的高危 HPV 病毒，才有可能导致宫颈发生病变，高危 HPV 感染导致的癌前病变可以分为低级别和高级别，然后才会转变成宫颈癌，也就是说单纯 HPV 感染→宫颈细胞学异常→宫颈低级别病变→宫颈高级别病变→宫颈癌，这是个逐步进展、加重的病理过程。从感染高危 HPV 到发展成宫颈癌，在不进行医疗干预的情况下，一般需要 5~10 年，在这期间我们可以做很多工作来避免或者中断 HPV 感染所导致的宫颈癌的发生。

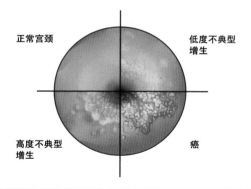

正常宫颈　　　　　　　　低度不典型增生

高度不典型增生　　　　　　癌

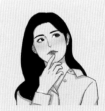

美少女：那么一旦感染了 HPV 病毒，该怎么办才能转阴呢？

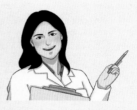

医生：想要 HPV 转阴，提高自身免疫力会有很大帮助，毕竟 HPV 也是病毒，抵抗病毒离不开强大的免疫系统。但是要想有好的免疫力，不能靠吃各种补品，而是要把握好健康生活的每一个细节，比如均衡的饮食、适度的锻炼、充足的睡眠、良好的心情等也很重要。当然，也可以借助药物来帮助 HPV 转阴，利用药物治疗 HPV，其根本原理还是加强宫颈局部、阴道微环境或女性全身的免疫力。但是，事实上至今为止 HPV 转阴并没有特效药，对于这一点，美少女们一定要擦亮眼睛，保持清醒的头脑哦！

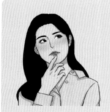

美少女：那一旦感染了 HPV 该怎么办呢?

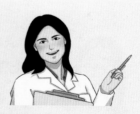

医生：HPV 可是一个大家族，有 100 多个成员，其中 40 个以上的型别与生殖道感染有关，大体上可分为低危型和高危型 HPV 病毒，每种类型病毒的致病能力和致病类型是不同的。低危病毒感染与生殖器疣及低级别外阴、阴道、宫颈鳞状上皮内病变相关，常见的是 HPV6 和 11，其他还有 40、42、43、44、54、61、72、81、89。与宫颈癌及高级别外阴、阴道、宫颈鳞状上皮内病变相关的高危病毒感染主要是 HPV 16 和 18 型，还有我们亚洲人群易感染的其他高危型病毒，如 31、33、35、39、45、51、52、56、58、59 等。不同类型的筛查结果处理方式是不同的。

（1）高危型 HPV 检测、TCT 均阴性，每 3 年重复联合筛查。

（2）HPV16 或 18 阳性，不论 TCT 结果直接推荐阴道镜检查 + 活检。

（3）其他高危型别检查阳性、TCT 阴性，则每 12 个月重复联合筛查。

（4）其他高危型别检查阳性、TCT 为 ASC–US 及其以上，直接行阴道镜检查 + 活检。

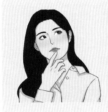

美少女：医生，你这一会 TCT、一会 HPV、一会阴道镜的，我都糊涂了，到底哪个是必需的检查呢？

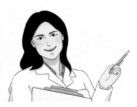

医生：TCT 是细胞学水平的检测，细胞学的敏感性相对较差，可能存在细胞取材不足，也会影响细胞学的敏感性。HPV 分型是 DNA 水平的检测，与细胞学初筛相比 HPV 检测具有更高的敏感性，对高级别病变的诊断有很高的敏感性和较高的特异性。阴道镜活检属于组织学水平检测，准确性较高，也是指导后续治疗的金标准。这三类检查是相辅相成的，联合应用能有效提高筛查和诊断的准确性。

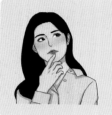

美少女：那什么时候才需要手术治疗呢？

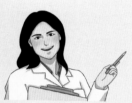

医生：并不是所有的宫颈病变都需要手术治疗，单纯的 HPV 感染更不需要手术治疗。高危 HPV 感染引起的宫颈低级别病变大多可以逆转或自然消退，特别是年轻女性及孕妇，因此处理比较保守，大部分情况只需要观察。但是，阴道镜活检病理确诊低级别病变的女性，如果同时存在细胞学检测高度鳞状上皮内病变，建议进行宫颈诊断性锥切或破坏性治疗。在阴道镜活检病理确诊高级别病变的人群，推荐进行宫颈诊断性锥切。如果阴道镜活检病理不幸确诊为癌，则需要根据相应的分期进行相应的标准治疗。

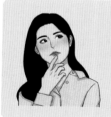

美少女：好复杂啊，我最关心的还是怎么预防 HPV 感染和宫颈癌啊？

医生：因为目前已经证实高危 HPV 感染与宫颈癌关系密切，HPV 感染又可以进行早期筛查、宫颈疾病可以早期诊断，所以宫颈癌是完全可以早期预防、甚至是避免的。目前，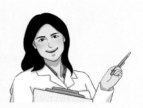已经研制和上市了 HPV 疫苗，普遍推广应用于保护和预防女性宫颈疾病的发生，华裔科学家在 HPV 疫苗的研发过程中付出了举足轻重的贡献。目前已经上市的预防性疫苗包括二价疫苗（覆盖的型别为 HPV16、18）、四价疫苗（覆盖的型别为 HPV16、18、6、11）和九价疫苗（覆盖型别为 HPV16、18、31、33、45、52、58、6 和 11），靶向 HPV 16/18 的疫苗可以预防绝大部分宫颈癌（66.2%），肛门癌（79.4%），口咽癌（60.2%），阴道癌（55.1%），以及很多阴茎癌（47.9%）和外阴癌（48.6%），四价和九价疫苗还可以有效预防 6 和 11 型引发的尖锐湿疣。

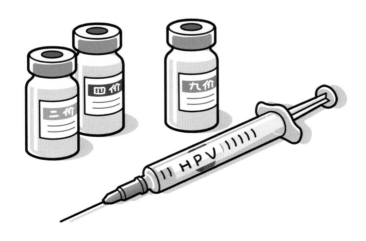

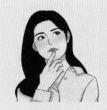

美少女：那太好了呀，那应该怎么注射 HPV 疫苗呢？

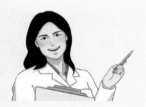

医生：别激动啊！能接种 HPV 疫苗最好尽快接种，因为疫苗的效果和年龄相关，年纪越大，预防效果会下降，建议在开始性生活前就接种。最近九价疫苗的适应年龄进一步放宽了，目前三种疫苗都可以用于 9~45 岁女性。事实上，国外推荐 9 岁以上的男孩也应该广泛接种 HPV 疫苗。如果不考虑经济花费和地域问题，首选九价疫苗，但并不代表二价和四价就没有接种意义，直白地说约到几价打几价就可以了。敲黑板，划重点。下面这张表，整理了 4 款常见 HPV 疫苗的基本信息。

	国产二价疫苗	二价疫苗	四价疫苗	九价疫苗
产品名称	馨可宁	Cervarix（希瑞适）	Gardasil-4（佳达修）	Gardasil-9（佳达修）
生产厂家	厦门万泰	英国葛兰素史克	美国默沙东	美国默沙东
预防 HPV 型别	高危型 16/18	高危型 16/18	高危型 16/18 低危型 6/11	高危型 16/18/31/33/45/52/58 低危型 6/11
接种年龄	9 至 45 岁	9 至 45 岁	9 至 45 岁	16 至 26 岁

续表

	国产二价疫苗	二价疫苗	四价疫苗	九价疫苗
免疫程序	9~14 岁 0,6 月共两针 15~45 岁 0,1,6 月共三针	0,1,6 月共三针	0,2,6 月共三针	0,2,6 月 共三针
价格	363 元 / 剂	614 元 / 剂	832 元 / 剂	1332 元 / 剂

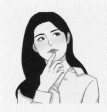

美少女：既然 HPV 疫苗这么有用，是不是所有人都可注射 HPV 疫苗呢?

医生：HPV 疫苗不是人人都能打的，有几种人不适合接种。

（1）有过敏史的。在打疫苗之前一定要跟医生说，自己有过敏情况存在，如果疫苗成分中有过敏源的，则不能接种疫苗。

（2）怀孕或哺乳期的女性，不适合打 HPV 疫苗。这对于孕妇和宝宝，都是有一定风险的。所以建议在接种 3~6 个月之后，再怀孕。或者是过了哺乳期之后，再进行接种。

（3）有凝血障碍问题的人，严重的不能打，具体情况需咨询医生后进行。

（4）免疫力超低的人以及正在接受癌症治疗的人，如果有用类固醇等损伤免疫系统的药物的人群，要慎用。

（5）感冒、发热或有急性病者不能接种。

（6）经期不适宜接种。

（7）45 岁以上的女性，如果既往宫颈筛查没有问题，也没有注射 HPV 疫苗的必要，定期进行宫颈筛查即可。

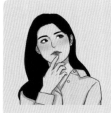

美少女：那注射 HPV 疫苗前需要注意做什么准备吗？

医生：虽然不管是否既往已经感染 HPV，都可以直接注射 HPV 疫苗。但在注射 HPV 疫苗前，还是建议先完成 HPV+TCT 联合筛查，然后再预约和申请 HPV 疫苗注射。毕竟注射的目的是为了预防以后感染，注射前筛查一下 HPV 情况，能够更好地观察和随访以后 HPV 发生变化的情况。

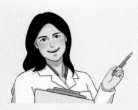

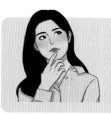

美少女：还有什么办法可以预防 HPV 感染吗？

医生：性生活时佩戴避孕套是有效避免 HPV 感染的方法，但是避孕套不能覆盖的皮肤或黏膜发生接触或暴露，依然能够感染 HPV。此外，避免过早的性生活和过多的性伴侣、注意性生活卫生等也可以有效的预防 HPV 感染。

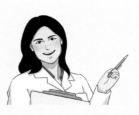

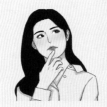

美少女：我明白了，那要是接种了 HPV 疫苗后是不是就可以高枕无忧了？

医生：别急！接种的疫苗只针对覆盖型别的 HPV 病毒有效果，可以有效地降低宫颈癌的发病率，但是并不能预防所有亚型 HPV 感染，并不能保证不会得宫颈癌。毕竟，还有一部分宫颈癌是跟 HPV 感染无关的。所以，注射了 HPV 疫苗，依然要正规进行宫颈病变的筛查，依然优先推荐 HPV+TCT 联合筛查。

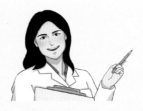

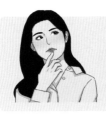

美少女：嗯嗯，好的，您的解答，让我对 HPV 感染和宫颈癌的了解就更全面了，以后也知道如何爱护身体健康了。

医生：科普有利于保持健康生活方式，但是具体的问题还是要到正规医院就诊咨询哦！

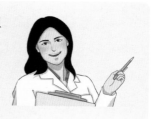

（张瑞涛）

子宫内膜癌二三事

论起对女性生殖健康的危害，与宫颈癌和卵巢癌相比，虽然同属女性生殖系统三大恶性肿瘤之一，子宫内膜癌似乎少了点存在感。

实则不然，看下面一组数据。据统计，40 岁以下女性子宫内膜癌发病率有 5%~10%；绝经前女性子宫内膜癌发病率有近 25%；绝经后女性子宫内膜癌发病率可以占 70%~75%。在欧美其发病率已占妇科恶性肿瘤的第一位。近年来，随着我国经济的迅速发展、人们生活习惯及饮食结构的改变、非正规的激素替代治疗和性激素滥用等因素，内膜癌的发生率明显上升，且趋于年轻化趋势，成为严重威胁我国女性健康的生殖道恶性疾病。

由此看来，子宫内膜癌其实离广大女性挺近的。接下来和大家聊聊子宫内膜癌。

一、概念

子宫内膜癌究竟是一种什么疾病呢？简单点来说，子宫内膜癌是一类发生于子宫体部的恶性上皮性肿瘤的统称。它和宫颈癌的区别就在于肿瘤的原发位置上，宫

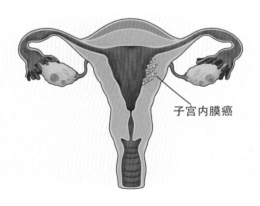

子宫内膜癌

颈癌是长在子宫颈上，而子宫内膜癌是长在子宫体上。但是，有的时候，两种疾病也会有"交叉"。子宫内膜癌会蔓延波及至子宫颈，宫颈癌也会蔓延波及子宫内膜。如果把子宫比作一个葫芦，那么宫颈癌就在葫芦口，子宫内膜癌就在葫芦肚，这下，好理解了吧。

二、分类

子宫内膜癌都有哪些类型呢？参照最新 WHO 子宫内膜癌分类和 2018 年 WHO 神经内分泌肿瘤分类，子宫内膜癌组织学类型包括：子宫内膜样癌、黏液性癌、浆液性癌、透明细胞癌、未分化癌、去分化癌、混合性癌、神经内分泌肿瘤和癌肉瘤等。这个分型有点复杂，也太专业，不方便非专业人士理解。其实，还有一种简单的分类方法，就是子宫内膜癌可以分为 I 型和 II 型，这是基于肿瘤发生机制二元论的分类方法，比较简单易懂，方便非专业人士理解和接受。I 型子宫内膜癌为雌激素依赖性的，包括子宫内膜样癌、黏液性癌；II 型子宫内膜癌为雌激素非依赖性的，包括浆液性癌、透明细胞癌、神经内分泌癌、未分化癌和癌肉瘤等。

上面这一段呢，您要是没看懂，完全可以跳过，对，直接跳过，不碍事。

三、临床表现

这一段呢，跟广大女性关系就比较大，即便是非专业的读者，也建议多看几遍，慢慢理解。

（1）阴道出血：90%的子宫内膜癌患者可表现为不规则阴道出血，绝经前的女性可以表现为经量增多、经期延长或月经紊乱，也可以表现为没有任何规律可言的阴道不规则出血，与月经性状不同。而绝经后的女性大多表现为阴道不规则出血，一般量不多。

（2）阴道排液：早期表现为阴道排出少量水一样的稀薄液体或血性分泌物；晚期如果合并局部感染、坏死，阴道可排出恶臭的脓性或者混合血性液体。

（3）下腹痛：若肿瘤累及宫颈内口，引起宫腔积脓，可出现下腹部胀痛及痉挛样疼痛。绝经后女性由于宫颈管狭窄导致宫腔分泌物引流不畅，继发感染导致宫腔积脓，出现严重的下腹痛伴发热。

（4）其他：贫血、消瘦、子宫增大等。

这里大家要尤其注意，虽然子宫内膜癌的临床症状很多，但是如果足够警惕，早期就很容易发现，毕竟阴道出血和异常排液这些症状在发病早期就会出现。

四、高危人群

（1）肥胖、高血压和代谢综合征相关疾病，包括糖尿病和多囊卵巢综合征。肥胖、高血压、糖尿病是Ⅰ型子宫内膜癌三联征。体重超过标准体重的 15%，子宫内膜癌发病率会增加三倍。而且，BMI 每增加 5 个单位，子宫内膜癌患病风险就增加 50% 以上。虽然年轻人患病概率小，但过于肥胖，患子宫内膜癌的概率则会增加。

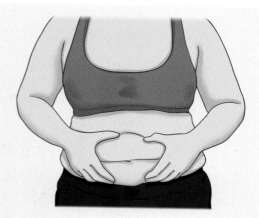

（2）不孕不育，15%~20% 的子宫内膜癌患者有未生育史。未生育的女性发生子宫内膜癌的风险会增加一倍。有研究表明，产次与子宫内膜癌患病风险呈负相关。女性怀孕期间能够大量产生孕激素，防止子宫内膜过度增生；同时怀孕期间以及哺乳期内，女性往往不来月经，这也是对子宫内膜的保护。

（3）雌激素过多的女性，包括分泌雌激素的肿瘤，比如卵巢颗粒细胞瘤、卵巢膜细胞瘤等，会产生较高水平的雌激素，刺激子宫内膜增厚，从而增加子宫内膜癌的发病率。另外，绝经晚的女性在来月经的最后几年多无排卵性月经，故而缺乏孕激素的拮抗，子宫内膜受到雌激素的刺激时间被延长，也容易患子宫内膜癌。

（4）雌激素不受拮抗的激素疗法（即不使用孕激素的雌激素疗法）。他莫昔芬对乳房有抗雌激素作用，对子宫有促雌激素作用，使用他莫昔芬超过 5 年的女性患子宫内膜癌的风险增加至高达 4 倍。

（5）遗传因素，有子宫内膜癌、结肠癌、乳腺癌家族史的女性，子宫内膜癌的患病风险大大增加。林奇综合征在全部子宫内膜癌中约占 3%，占 50 岁以下患者的 9%。根据 MLH1 或 MSH2 错配修复基因的生殖细胞系突变诊断为林奇综合征的女性患子宫内膜癌的终身风险为 40%~60%，中位发病年龄为 48 岁。有 MSH6 生殖细胞系

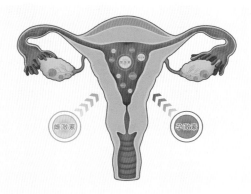

突变的女性患子宫内膜癌的风险同样高，但中位发病年龄为 53 岁。

（6）其他不良习惯，如吸烟、酗酒、高脂肪高热量食物摄入等。

五、早期筛查

子宫内膜癌的高发年龄为 50~60 岁，如果以阴道不规则出血为主要表现，初次诊断时 72% 为 Ⅰ 期，12% 为 Ⅱ 期，13% 为 Ⅲ 期，3% 为 Ⅳ 期，如早期发现早期治疗，预后较好。因此，早期筛查对于子宫内膜癌的诊疗至关重要。子宫内膜癌筛查的手段很多，主要有以下几种方式。

（1）经阴道多普勒超声：阴超作为一种无创性影像学检查于 20 世纪 80 年代中期进入临床应用，对子宫内膜病变的诊断价值已被普遍认可，适宜用于大人群的临床随访和筛查。如果阴道超声提示绝经前期子宫内膜异常增厚，或者绝经后子宫内膜厚度大于 4mm，需要引起足够重视。

（2）分段诊断性刮宫：在宫腔镜检查出现以前，分段诊刮是诊断子宫内膜癌的首选检查方法。分段诊刮是一种非直视下的盲操作，

60%的分段诊刮所获取的子宫内膜标本不超过整个宫腔的50%，存在容易漏诊的风险。

（3）宫腔镜检查：在宫腔镜直视下行子宫内膜可疑病变处活检＋病理诊断，显著提高了对子宫内膜病变诊断的敏感性，已经代替分段诊刮为子宫内膜病变诊断的"金标准"。

（4）核磁共振：MRI可以了解子宫内膜癌病变累及的范围和浸润的深度，结合病理可更好的指导诊断和治疗。

（5）其他：子宫内膜细胞学检查和子宫内膜活检术，可考虑应用于子宫内膜病变范围较广的患者。

六、预防

（1）定期体检，尤其是妇科检查。对于子宫内膜癌的高危人群，需要定期体检，可每年筛查一次。

（2）提高对阴道异常出血的重视程度，尤其是围绝经期以及绝经后女性。

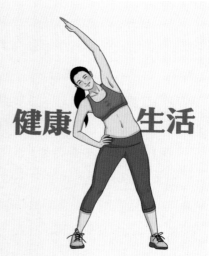

健康生活

（3）提倡健康的生活方式，加强体育锻炼。戒烟戒酒、减少高脂肪高热量食物摄入，控制体重。

（4）在医师指导下正确使用雌激素制剂，切勿自行滥用含有雌激素成分的药物及保健品。

有关子宫内膜癌的话题接近尾声了，希望大家对子宫内膜癌这个女性生殖健康的沉默杀手多一些了解，少一些烦恼和恐惧。衷心祝愿各位女性朋友们都健健康康、漂漂亮亮，远离子宫内膜癌。

（张瑞涛）

对"卵巢癌细胞毒蝎女"的心灵拷问

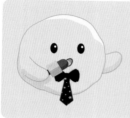

：大家好，欢迎来到由癌细胞公司独家冠名赞助的"癌"界直播间，今天我们的特邀嘉宾是癌细胞界的顶流毒蝎女——女性沉默杀手"卵巢癌细胞"，请和大家打个招呼吧！

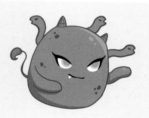

：Hello！我是 Ms. 卵巢癌细胞，我很豪，住在超级奢华的大别墅——"卵巢苑"，每天都逍遥又自在，我知道你们怕我，讨厌我，但有时候你们不得不遇见我。

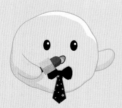

：Ms. 卵巢癌细胞，根据官方报道数据，全球每年新诊断卵巢癌患者约 30 万，大约 70% 确诊时已为晚期，大约 70% 在三年内复发，新诊断者 5 年生存率仅为 30%~50%，你因为"高晚期率高复发率和高死亡率"而拥有令人闻风丧胆的专业名字——"妇癌之王"，老百姓称你为"毒蝎女"，"害人精"。

今天想代表全体女性问你的问题是，需要我们怎么做，你才不会祸害人类？如果你偷偷摸摸地来，有什么方法可以早点发现你吗？

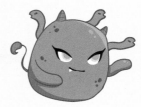

：哈哈哈，说起女性肿瘤，大家比较了解我的妹妹乳腺癌和宫颈癌，对我这个"低调有品"的大姐大反而比较陌生，为什么呢？因为我精通隐身术，我默默地住在你身体深处的大别墅里，即使我在里面为非作歹，早期身体也没有明显症状，加上人类又没有有效的高端探测器，等你们发现我时别墅区已经千疮百孔啦！

今天我心情好，悄悄告诉你吧，还是有一些方法可以提前预防和早筛发现我的，这就需要大家更多关注我噢，我也有想法，想成为顶流花旦！

一、如何减少与我偶遇？

如果你是个普通人，一定要爱自己！适当运动、生育、哺乳，定期看医生等，这些好习惯可以有效帮助你降低和我偶遇的风险。

如果你是"白富美"，可以请医生帮忙，进行手术干预或化学预防。手术干预即请医生把我赶出大别墅，永远不得回家。理论上讲预防性输卵管卵巢切除（RRSO）是降低与我偶遇的最有效办法，可降低80% 携带 BRCA1 和 BRCA2——我搞破坏的左膀右臂者的发病风险。化学预防，包括口服避孕药、非甾体类抗炎药、类维生素 A 等。研究发现口服避孕药 5 年或更长时间可降低约 50% 的 BRCA1 和 BRCA2 基因突变携带者与我相遇。

二、如何早日发现我的踪迹？

虽然我享受着大别墅的逍遥快活，但有时候也会觉得非常无聊，百无聊赖之际我会出门溜达，在你的血肉里安营扎寨，生长繁殖，慢慢地大别墅会越来越热闹，你会逐渐感觉到别墅小了，出现腹痛腹胀、腹部包块、腹腔积液等不适症状，我在慢慢地折磨你，让你油枯灯灭，明显消瘦……所以，我告诉你，你必须重视我，出现一点不舒服就要尽快找我的狙击手——医生。

可恶的狙击手——医生和科学家在不断的研发可以及时拘捕我的"武器"。虽然对普通人，她们暂时还没有找到什么好办法。但是，对那些爱炫富穿 logo 的"白富美"——BRCA 基因携带者，她们已经找到了几乎可以灭了我的方法。狙击手们在《卵巢癌诊疗指南（2022年版）》提出，对于 BRCA1 和 BRCA2 胚系突变携带者，推荐从 30~35 岁起，开始定期进行盆腔检查、血 CA125 和经阴道超声的联合筛查。高危人群要进行定期筛查，是目前及早发现我的有效手段。

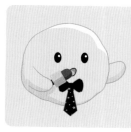

：滚蛋吧"卵巢癌细胞蛇蝎女"，相信女性朋友们愿意把你捧为顶流，只为不与你偶遇！

（尹如铁）

十个问题带你走近卵巢癌

一、卵巢肿瘤的常见类型有哪些？

卵巢肿瘤主要包括上皮性卵巢癌、生殖细胞肿瘤、性索间质肿瘤、间叶性和上皮间叶性肿瘤、转移性肿瘤及其他少见类型的肿瘤等。其中上皮性卵巢癌，也就是老百姓所说的"卵巢癌"，是最常见的卵巢恶性肿瘤，约占卵巢恶性肿瘤的85%~90%。

二、卵巢癌的风险因素有哪些呢？

（1）遗传因素：5%~10%卵巢癌患者的家族中有一级亲属患有卵巢癌或乳腺癌。BRCA1和BRCA2胚系突变携带者在一生中发生卵巢癌的风险分别达到54%和23%。

（2）排卵因素：不育或妊娠次数少、促排卵药物的应用等可能增加卵巢癌的发病风险。足月妊娠可预防卵巢癌的发生，不完全妊娠次数增加同样可降低卵巢癌的发病风险。

（3）月经因素：月经初潮过早或绝经延迟均可能增加卵巢癌的发病风险。

（4）外源性激素的作用：围绝经期长时间接受激素替代治疗可能增加卵巢癌的发病风险，而长期口服避孕药可能降低卵巢癌的发病风险。

（5）环境因素和生活习惯：高脂饮食、肥胖、吸烟等，可能增加卵巢癌的发病风险。

三、为什么医生要建议上皮性卵巢癌患者做 BRCA 基因检测？

上皮性卵巢癌中 BRCA 基因突变（包括 BRCA1 和 BRCA2）是最常见的突变类型，均会导致遗传性乳腺癌 – 卵巢癌综合征。其中 BRCA1 基因突变携带者终生患卵巢癌的风险为 39%~63%。

美国著名女演员安吉丽娜．茱莉就是 BRCA1 基因突变携带者，其母亲因卵巢癌去世。因此，她在 37 岁时接受了预防性的双侧乳腺切除手术，并且 39 岁时在医生建议下完成了双侧卵巢及输卵管切除术以预防乳腺癌和卵巢癌的发生。

而 BRCA2 基因突变携带者终生患卵巢癌的风险为 16.5%~27%。在中国，上皮性卵巢癌 BRCA1/2 突变率约为 16.7%~28.5%。因此，建议上皮性卵巢癌患者做 BRCA 基因检测，对患者及其家属人群均有益处。

（1）对于患者来说，首先，BRCA 基因检测有助于鉴别更适合接受靶向治疗的患者，可根据 BRCA 状态指导卵巢癌患者选择 PARP 抑制剂治疗；其次，有助于判断患者的预后，研究表明，BRCA 突变患者的预后可能更佳；另外，还有助于甄别对 DNA 损伤化疗药物敏感的患者。

（2）对于患者的家族人群来说，若为 BRCA 突变阳性携带者，女性应定期乳腺检查，推荐 BRCA1 突变女性在完成生育后可在 35~40 岁行降低患癌风险的双侧输卵管卵巢切除术（BRCA 突变携带者预防性手术后上皮性卵巢癌患病风险可降低 79%）；BRCA2 突变女性可将预防性手术延迟至 40~45 岁。BRCA 突变阳性的男性家族成员应在 35 岁后定期乳腺检查，并且在 45 岁后定期行前列腺癌筛查。

四、如何解读 BRCA 基因检测报告呢？

BRCA 基因检测报告一般有以下四种结果。

（1）致病性突变：研究证实此类突变与肿瘤患病风险有关，致病可能性 > 0.99。

（2）可能 / 疑似致病：研究数据表明该突变与肿瘤患病风险可能高度相关，致病可能性为 0.95~0.99。

（3）意义未明突变（VUS）：现有研究数据尚未能明确该类突变与肿瘤患病风险是否有关，致病可能性 0.05~0.949。

（4）可能良性突变：现有研究数据显示该类突变与肿瘤患病风险可能无关，致病可能性 0.01~0.049。

（5）良性突变：现有研究数据显示该类突变与肿瘤患病风险无关，致病可能性 <0.01。

请您拿到报告后，及时至肿瘤遗传咨询门诊就诊。

五、该如何预防卵巢癌呢？

（1）BRCA1/BRCA2 基因突变携带者可在医生的建议下适时行预防性输卵管卵巢切除术。

（2）保持健康的生活方式，减少高脂饮食的摄入，避免吸烟。

（3）鼓励生育和哺乳。

（4）口服短效避孕药。

（5）当发生良性疾病需要切除子宫时可考虑同时切除双侧输卵管。

六、卵巢癌的典型症状有哪些呢？

卵巢癌早期多无症状，随着肿瘤增大，可能出现以下症状。

（1）腹胀：患者可表现为腹胀不适、食欲下降，部分患者只感觉腹部长大，以为自己长胖了，未引起重视。

（2）触及腹部包块：可能出现下腹痛，当包块压迫膀胱时出现尿急、尿频，当包块压迫直肠时出现排便困难或者大便变细等。

（3）晚期肿瘤出现恶病质：腹水、消瘦、贫血等，若转移至肺部可能出现咳嗽、胸闷气促。

七、如何诊断卵巢癌？

医生会详细询问患者的病史和家族史，仔细查体，并通过以下相关辅助检查来明确诊断。

（1）影像学检查：包括超声检查、盆腹腔 CT 或 MRI，以及 PET-CT 等。

（2）肿瘤标志物：上皮性卵巢癌的肿瘤标志物主要包括 CA125、HE4 和 CA199。

（3）腹水细胞学：对于大量腹水的患者，可抽取腹水做细胞学检查，但最终确诊需要组织病理学检查。

（4）腹腔镜检查：可在腹腔镜下观察盆腹腔情况，并对可疑部位进行活检，从而确定肿瘤的性质和来源。

（5）胃肠镜检查：用于排除胃肠道来源的恶性肿瘤。

八、卵巢癌怎么治疗？

卵巢癌的治疗原则是以手术为主的综合治疗，根据卵巢癌的分期、患者的个体情况，选择不同的治疗方案，比如手术联合化学治疗、放射治疗、激素治疗或者靶向治疗等。手术的目的是了解卵巢癌扩散的程度并尽可能多的切除肿瘤。手术的类型和切除范围取决于肿瘤扩散的程度、患者的身体状况，以及患者的生育要求（由医生严格掌握指征）。由于卵巢癌常常扩散到盆腹腔的邻近器官，医生可能会根据情况切除部分受肿瘤影响的组织或器官。

化疗就是使用药物来对抗卵巢癌，它可以杀死癌细胞或使肿瘤缩小，一般使用两种或两种以上的化疗药物联合是卵巢癌重要的辅助治疗手段。

靶向治疗是一种新型的肿瘤治疗方法，利用药物来发现和攻击癌细胞，而对正常细胞危害较小，目前应用较多的靶向治疗药物主要有抗血管生成药物和PARP抑制剂。

九、到底要不要参加卵巢癌临床试验？

临床试验是证实新药治疗有效性及安全性的唯一有效途径，是帮助患者找到优于现有治疗方案所进行的研究性工作。患者对于临床试验最大的疑惑来自于其安全性，担心自己在临床试验中的角色相当于做实验用的小白鼠。事实上，大可不必过虑，临床试验的宗旨是患者利益至上，试验不损害患者利益而又可能给患者带来好处。抗癌药物在批准进入临床之前，都会进行全方位的安全性和疗效评估，而且很多药物或同类药物已经在国外上市或者是全球同步进行。绝大多数临床试验都免费提供试验药物，可以为患者免去沉重的经济负担，参加临床试验将使患者得到更好的照顾和关注。因此，美国国立综合癌症网络就指出："对于肿瘤患者，最好的治疗就是参加临床试验。"

十、卵巢癌如何随访？

卵巢癌复发率高，治疗结束后应密切随访。建议术后 1~2 年内每 2~4 个月随访一次，术后 3~5 年内每 3~6 个月随访一次，5 年后可每年随访一次。

随访内容包括询问病史、全身及盆腔检查、影像检查（超声检查、CT、MRI 或 PET-CT）以及肿瘤标志物等。

（张红焕）

肿瘤科普大家谈

中国抗癌协会"启航计划"优秀科普作品集（全五册）

主编　田艳涛　刘红　赵勇

分册主编　张会来　俞文娟

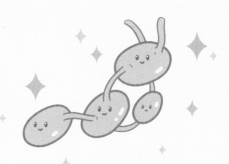

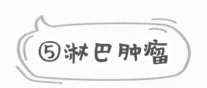

⑤淋巴肿瘤

天津出版传媒集团

天津科学技术出版社

序　言

　　恶性肿瘤，也就是人们经常提到的"癌症"，已成为威胁人类生命健康的重要疾病。在中国，随着人口老龄化进程的加剧以及不健康生活方式的累积，肿瘤的发病率也在不断增加。对于普通民众而言，肿瘤往往伴随着过度恐惧、误解和无奈。很多人在面对肿瘤时，由于缺乏基本的肿瘤诊治科普知识，要么盲目地恐慌，要么拒绝针对性治疗，最终错过最佳的治疗时机。这一现实使得对肿瘤知识的科学普及变得刻不容缓！

　　《"健康中国2030"规划纲要》提出要建立健全健康促进与教育体系，提高健康教育服务能力，从小抓起，普及健康科学知识。加强健康科普教育、倡导健康生活方式，坚持定期健康体检，高危人群参与癌症早筛，是践行健康中国战略目标的重要环节；积极创作肿瘤防治科普作品，加快普及肿瘤防治科普内容，是推进全民预防、科学抗癌，实现"健康中国行动"目标的有效举措！

　　在此背景下，2023年由中国抗癌协会、中国抗癌协会科普专委会指导发起了"启航计划"——肿瘤防治健康科普作品征集活动，通过临床肿瘤医生的投稿与遴选，最终选出了乳腺肿瘤、胃肠肿瘤、胸部肿瘤、妇科肿瘤、淋巴血液肿瘤领域的多部优秀科普作品，经校对复核后正式出版。本书由相关领域学科带头人牵头，汇集了大量临

床一线肿瘤专家的临床经验、智慧和心血。图书内容严谨、特色突出；语言简洁明了、生动有趣；编写结构新颖，形式活泼，给读者轻松阅读的良好体验，且不失专业领域内的学科深度；有理有据，理论联系实际，使读者一目了然，并能与自身情况相联系，提高读者自我健康管理与常见肿瘤防治的意识，理性识瘤、辨瘤，坦然面对，不盲目恐慌，充分激发科普宣传的主动性和创造性，真正造福广大民众。

在此，感谢所有参与编写的专家、出版发行机构为增强民众防治肿瘤的信心所作的努力，为肿瘤防治临床研究与科普宣教给予的支持、为国家肿瘤防治和健康事业做出的贡献！

支修益

编 委 会

主　　编

　　　　　　田艳涛　　中国医学科学院肿瘤医院

　　　　　　刘　红　　天津医科大学肿瘤医院

　　　　　　赵　勇　　中国抗癌协会

妇科肿瘤　分册主编

　　　　　　李大鹏　　山东省肿瘤医院

　　　　　　陈　刚　　华中科技大学同济医学院附属同济医院

淋巴肿瘤　分册主编

　　　　　　张会来　　天津医科大学肿瘤医院

　　　　　　俞文娟　　浙江大学医学院附属第一医院

乳腺肿瘤　分册主编

　　　　　　刘　通　　哈尔滨医科大学附属肿瘤医院

　　　　　　罗　婷　　四川大学华西医院

胃肠肿瘤　分册主编

　　　　　　刘　联　　山东大学齐鲁医院

　　　　　　宋飞雪　　兰州大学第二医院

胸部肿瘤　分册主编

　　　　　　李　勇　　南昌大学第一附属医院

　　　　　　苏胜发　　贵州医科大学附属肿瘤医院

前　言

　　《肿瘤科普大家谈》系列丛书由中国抗癌协会发起编写，凝聚了"启航计划"——中国抗癌协会健康科普作品征集活动中的100篇优秀肿瘤科普图文作品，包括胸部肿瘤、乳腺肿瘤、淋巴肿瘤、胃肠肿瘤及妇科肿瘤5个分册，旨在向社会大众传播权威、科学、实用、生动的抗癌科普知识，提升全民肿瘤防治意识，推进全民预防、科学抗癌，加快实现"健康中国"目标。

　　"当你偶然在脖颈处摸到一个小小肿块，心中是否会涌起一丝不安？当你听闻身边人突然被诊断为淋巴瘤，是否对这个疾病充满疑惑？"这种不安和疑惑是正常的，淋巴瘤是最常见的血液系统肿瘤，但对于大多数人来说既神秘又可怕。近年来发病率逐年上升，社会大众对淋巴瘤相关知识需求日益迫切，加快普及淋巴瘤防治内容，对于提升大众淋巴瘤认知水平极为重要。

　　本书内含近20篇优秀科普作品，由广大医疗工作者精心创作，每一篇科普作品都围绕一个核心问题展开，涵盖了淋巴瘤发病因素、诊断方法、临床表现、治疗手段，以及生育力保护、心理调适等多方面内容，贯穿于"防筛诊治康"全程管理各个环节，形成了一个完整且系统的知识体系，为读者呈现出淋巴瘤从预防到康复的全方位图景。

为更好提升读者阅读体验，使知识吸收更加轻松高效，每一篇科普作品都经过精心设计：在知识引导方面系统性与针对性共存，既有知识体系的全面架构，又有重点问题的详细剖析；在知识呈现方面科学性与通俗性结合，既有专业知识的科学阐述，又有深入浅出的通俗讲解；在内容形式方面多样性与交互性兼备，既有一问一答的精心设计，又有图文并茂的生动呈现。

　　本书真正实现了将专业医学知识转化为大众可理解、可操作的健康指南，普通大众、患者及其家属都能从中汲取知识与力量。我们由衷地期望，本书能成为广大读者了解淋巴瘤的可靠窗口，如阳光穿透淋巴瘤带来的恐惧迷雾，加速推进淋巴瘤科普防治，全方位助力社会大众应对淋巴瘤这一挑战。

张会来

目　录

认识淋巴瘤

——"淋"危不惧

9月15日是"世界淋巴瘤日"。2023年"世界淋巴瘤日"的宣传主题是"we can't wait"（积极治疗，未来可期），呼吁淋巴瘤患者保持积极乐观的心态、树立战胜疾病的信心，积极治疗。淋巴瘤是最早发现的血液系统恶性肿瘤之一，也是一种常见的恶性血液肿瘤。随着环境污染的加重、生活节奏的加快，近年来淋巴瘤的发病率越来越高，并且有"青睐"中青年趋势，据世界卫生组织统计，淋巴瘤发病年增长率为7.5%，是目前发病率增长最快的恶性肿瘤之一。在全世界范围内，每9分钟就会新发淋巴瘤1例，而在中国，每年新发4.5万人，其中死亡病例达到2万，淋巴瘤已跻身我国十大恶性肿瘤榜单。

一、淋巴瘤定义及分类

淋巴瘤是一种起源于淋巴系统的恶性肿瘤，它可以影响身体的任何部位，但最常见的是淋巴结、脾、扁桃体等。根据病程和病理学特征，淋巴瘤可以分为非霍奇金淋巴瘤（NHL）和霍奇金淋巴瘤（HL）两大类。

1

二、淋巴瘤的临床表现

淋巴瘤可侵犯全身各个部位或组织，临床以无痛性、进行性淋巴结肿大为特征，常伴有发热、盗汗、消瘦、肝脾大，晚期可有贫血、血小板低及恶病质等表现。

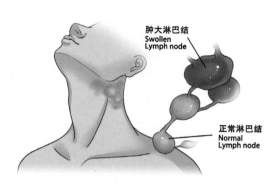

三、淋巴瘤如何治疗

淋巴瘤是一种全身性疾病，按淋巴瘤的细胞起源、分型、分期、治疗靶点的不同，选择化疗、放疗、造血干细胞移植、靶向治疗、中医药治疗等多种综合治疗手段。不同类型淋巴瘤的治疗策略不完全相同。在淋巴瘤的治疗中，做出重要的诊断和分型、分期是十分必要的。只有充分保证病理诊断和分型的准确，淋巴瘤治疗的规范化和个体化才能够取得较好的治疗效果。

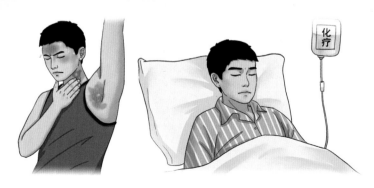

四、淋巴瘤的预后

淋巴瘤有治愈可能，积极规范诊治很重要。因病情不同而有所差异。一般来说，早期诊断和治疗的淋巴瘤患者预后较好，晚期和复发的淋巴瘤患者预后较差。淋巴瘤的康复过程需要患者积极配合医生的治疗，同时保持良好的心态和生活习惯。定期复查和随访也是康复的重要环节。

五、淋巴瘤的预防

淋巴瘤发病尚未有明确诱因，主要与病毒感染和个体免疫情况相关，而在中青年发病率逐渐增高，这可能与一些不良的现代生活方式有关，如日趋加快的生活节奏、工作生活中的负面情绪、工作环境中的辐射暴露、不规律的饮食作息等，这些都容易导致人的免疫力下降而对淋巴瘤易感。

淋巴瘤虽然是一种常见的血液肿瘤，但只要我们提高警惕，增强防范意识，及时发现并治疗，就一定能够战胜病魔。让我们一起携手努力，共同关注淋巴瘤宣传日，关爱淋巴瘤患者，"淋"危不惧，共同迎接更美好的明天。

（魏丽）

滚蛋吧，肿瘤君！

——淋巴瘤系列科普1

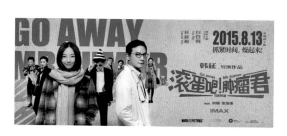

2015年一部电影《滚蛋吧，肿瘤君》让淋巴瘤这一恶性肿瘤被更多大众所知晓，剧中坚强乐观的女主最终没有逃脱肿瘤的魔手，也让一部分人不免谈淋巴瘤色变。但是大可不必，目前淋巴瘤属于治疗效果比较好的一类恶性肿瘤，今天我就带着大家深入认识一下淋巴瘤吧，咱们先从它是如何而成地说起。

淋巴瘤（lymphoma），顾名思义，就是一组起源于淋巴结或其他淋巴组织的造血系统恶性肿瘤。其不同于传统意义上的肿瘤分为良恶性，淋巴瘤一经确诊即为恶性。

说到这里就不得不说几

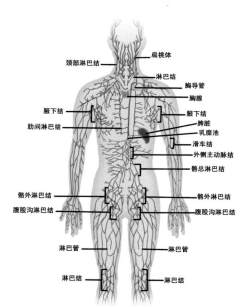

扁桃体
颈部淋巴结
淋巴结
胸导管
胸腺
腋下结
腋下结
肋间淋巴结
脾脏
乳糜池
滑车结
外侧主动脉结
髂总淋巴结
髂外淋巴结
髂外淋巴结
腹股沟淋巴结
腹股沟淋巴结
淋巴管
淋巴管
淋巴结
淋巴结

句淋巴系统：淋巴系统是人体的自然防卫组织，是由淋巴管道、淋巴组织和淋巴器官组成的网状液体系统。其中，淋巴器官包括淋巴结、胸腺、脾脏和扁桃体，看到扁桃体大家都有些熟悉吧，就是我们小时候嗓子里常常发炎变大的小东西，其实它是保护我们的一道防线呢。

淋巴结是构成淋巴组织的重要元素，也是机体重要的免疫器官，各类病原微生物感染、化学药物、外来的毒物、异物、机体自身的代谢产物等多种因素都可以导致淋巴结内的细胞成分发生改变（如淋巴细胞的增生）导致淋巴结肿大。所以，**淋巴结肿大的原因中肿瘤性只占很小的一部分。**

淋巴瘤的发病原因目前尚不完全清楚。你有所不知，淋巴瘤是个大家族，里面成员很多，淋巴瘤的类型细细数一数的话可是要数出来几十种的，这也得益于咱们病理学技术的发展，让更多之前没有被归类为淋巴瘤的疾病划入淋巴瘤家族，同时也让这个家族分门别类得更加清晰，方便了临床医生的诊治。不过即便如此，我们还是大致说一下几个潜在病因。

· **环境**　长期接触杀虫剂、除草剂、染料及放射线的环境或工作都与非霍奇金淋巴瘤（简称 NHL）的发生有关。

· **感染**　慢性细菌感染可以长期刺激淋巴细胞导致其恶变，也是黏膜相关淋巴组织淋巴瘤的病因；EB 病毒可能和 NK/T 细胞淋巴瘤相关；另有研究显示丙型肝炎病毒可增加 B 细胞淋巴瘤发病率；艾滋病病毒也会大大提高淋巴瘤发病率。

· **免疫**　人体的免疫系统具有免疫监视及免疫杀伤功能，如果一个人的免疫系统失灵，癌细胞就会趁机兴风作浪，人体不仅会更容易受到细菌、病毒的侵袭，而且对癌细胞抵抗力也大大降低，因此免疫风湿类疾病患者较正常人群会有更高的淋巴瘤罹患率。

· **遗传** 淋巴瘤并不是遗传病，但是它仍然具有一定的家族聚集性，也就是说，当家里出现一位成员患淋巴瘤，那么其他成员罹患淋巴瘤的风险也较其他人群高一些。这可能是因为一个家庭的成员在生活、饮食等习惯上具有类似性或者在基因结构上具有相似性。

· **其他** 不良饮食及生活习惯（酗酒、吸烟、长期熬夜等）也都会破坏免疫系统或者降低免疫功能，增加罹患淋巴瘤的可能。

好了，今天就把淋巴瘤的概念和可能存在的病因跟大家介绍到这，知道了这些希望大家可以更好地纠正环境及生活中的不良习惯，健康生活从日常开始。

（董菲）

滚蛋吧，肿瘤君！

——淋巴瘤系列科普 2

上篇我们介绍了淋巴瘤的发生地和可能存在的病因，今天我们来介绍淋巴瘤的临床表现。在这之前，我们先来看看是谁最先发现了淋巴瘤并将其公之于众。这个人就是英国病理科医生托马斯·霍奇金（Thomas Hodgkin）。咦，名字是不是很耳熟？对，就是霍奇金淋巴瘤的霍奇金，为什么以他的名字命名呢？咱们来看看这一段历史。

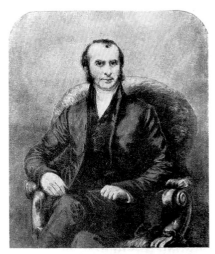

Thomas Hodgkin, M.D.
Born at Pentonville, 17th August, 1798.
Died at Jaffa, 5th April, 1866.

霍奇金作为一位病理学家，他第一次描述了淋巴瘤这种疾病，不过当时他并不知道这是一种恶性肿瘤，只是在尸体解剖时，观察到肿大变硬的淋巴结和脾脏，并在1832 年将相似的 7 例病例发表在了论文《论淋巴结和脾的一些病态表现》中，但是并没有得到大众和医学界的关注。直到 30 多年后去世，他的研究结果都没有受到任何肯定，虽然，这是一个遗憾的故事，但是其后提到这类疾病，依然以他的名字进行了命名，而进入 21 世纪后，淋巴瘤的研究也进入了蓬勃时代。

好了，言归正传，咱们今天主要介绍的是淋巴瘤的临床表现，也就是淋巴瘤到底会以什么样子出现。当然，我们要知道淋巴瘤是异质性很强的疾病，换句话说也就是类似于千人千面，所以它会以很多样子呈现在我们面前，我们主要介绍的是它比较常见的样子。

首先，淋巴瘤常见的全身症状有发热、盗汗、体重减轻、皮肤瘙痒和乏力等。以下 3 种情况中出现任何 1 种即可诊断为 B 症状：①不明原因发热 >38℃，连续 3 天以上，排除感染的原因；②夜间盗汗（可浸透衣物）；③体重于诊断前半年内下降 >10%。

其次，最典型的局部症状就是淋巴结肿大，经常被描述为无痛性淋巴结肿大，其实也有部分患者起病时的淋巴结肿大是伴有疼痛的。肿大淋巴结可以为单发也可以是多发，部位多见于颈部、腋窝及腹股沟区。淋巴结可从黄豆大到鸡蛋大，中等硬度，多为质韧，一般活动度差。到后期，淋巴结可长到很大，也可相互融合，直径可达几十厘米以上。较大的淋巴结肿大可对局部脏器、血管、神经造成压迫，从而导致相应的症状，比如上腔静脉综合征、血栓、肠梗阻等，这些

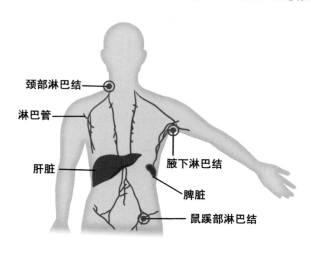

颈部淋巴结

淋巴管

肝脏

腋下淋巴结

脾脏

鼠蹊部淋巴结

症状也可能成为患者的首发症状。有的患者从起病即有多处淋巴结肿大，很难确定何处为首发部位。

再次，结外累及在淋巴瘤中也不少见。最常见的结外累及部位是消化道，像其他的消化道肿瘤一样，累及消化道后的症状可以是腹痛、腹泻、腹胀，甚至腹部包块或便血等。淋巴瘤还可以累及肺脏，表现为咳嗽、咳痰甚至喘憋；累及鼻部，表现为鼻出血、溢液或者溢脓甚至穿孔；累及心包或心脏，表现为水肿、呼吸困难等心衰表现；累及神经系统，表现为肢体感觉或运动异常，甚至失语、癫痫或意识障碍等；累及骨髓，导致造血障碍，可以表现为贫血、血小板减少等。

总之，各个系统都可以被累及，表现出系统障碍或者局部的症状，所以我们的淋巴瘤患者经常会从其他科室的会诊中发现，这也是为什么开展淋巴瘤的多学科协作对于诊断的重要性。

（董菲）

健康讲堂

——说说身上的"小疙瘩"

现在生活中很多人在洗澡或者无意触摸身体时发现身上比如脖子、腋窝有一个肿块（疙瘩），有些担心害怕自己患了肿瘤。那么我们今天来谈谈这些"疙瘩"是什么。其实这些"疙瘩"就是我们平时所说的淋巴结。

问：人体淋巴结具体分布在什么部位，起什么作用呢？能不能具体给我们介绍一下什么是淋巴结。

正常人的淋巴结分布全身，是人体重要的免疫器官，按其位置可分为浅表淋巴结和深部淋巴结。正常淋巴结多在 0.2~0.5 cm，常呈组群分布。每一组群淋巴结收集相应引流区域的淋巴液，比如：

耳后、乳突区的淋巴结收集头皮范围内的淋巴液；

颌下淋巴结群收集口底、颊黏膜、牙龈等处的淋巴液；

颈部淋巴结收集鼻、咽、喉、气管、甲状腺等处的淋巴液；

锁骨上淋巴结群左侧收集食管、胃等处的淋巴液，右侧收集气管、胸膜、肺等处的淋巴液；

腋窝淋巴结群收集躯干上部、乳腺、胸壁等处的淋巴液；

腹股沟淋巴结群收集下肢及会阴部的淋巴液。

了解二者之间的关系，对于判断原发病灶的部位及性质有重要临床意义。

人体淋巴器官的分布示意

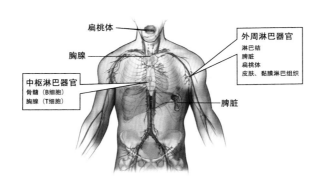

问：那么所有淋巴结肿大都有意义吗？都能说患了肿瘤吗？需要考虑哪些常见原因呢？

淋巴结肿大的原因很多，主要是以下几个方面。

1. 感染

由致病微生物引起的急慢性炎症，如细菌、病毒、立克次体等引起如急性蜂窝织炎、化脓性扁桃体炎、牙龈炎、传染性单核细胞增多症、恙虫病、结核等。

2. 肿瘤

（1）淋巴瘤；

（2）各型急慢性白血病；

（3）浆细胞肿瘤：多发性骨髓瘤、原发性巨球蛋白血症；

（4）肿瘤转移：肺癌、胃癌、肝癌、乳腺癌、鼻咽癌等。

3. 反应性增生

（1）坏死性，增生性淋巴结病；

（2）血清病及血清病样反应；

（3）变应性亚败血症；

（4）系统性红斑狼疮等。

4. 细胞增生代谢异常

（1）朗格汉斯细胞组织细胞增生症（组织细胞增生症 X）；

（2）脂质沉积病；

（3）结节病。

问：淋巴结肿大很容易引起病人的紧张情绪，那么如何判断肿大的淋巴结是良性还是恶性疾病呢？

1. 淋巴结肿大的位置

一个区域淋巴结肿大称局部淋巴结肿大，多见于非特异性淋巴结炎、淋巴结结核及恶性肿瘤转移，应按淋巴引流区域寻找原发病灶。

两个区域以上淋巴结肿大，要考虑为全身性淋巴结肿大，多见于急慢性淋巴结炎、传染性单核细胞增多症、白血病、淋巴瘤、钩端螺旋体病、恙虫病、布鲁菌病、血清病、结缔组织病等。

2. 伴随症状可以对淋巴结肿大的病因提供重要线索

（1）淋巴结肿大伴有相应引流区域感染灶者，如颌下淋巴结肿大伴扁桃体炎、牙龈炎，腋窝淋巴结肿大伴乳腺炎，耳后淋巴结肿大伴头皮感染者，左腹股沟淋巴结肿大伴左下肢丹毒，可诊断为非特异性淋巴结炎。

（2）淋巴结肿大伴疼痛，多为急性炎症引起，常有局部红、肿、热等炎症表现；而无痛性淋巴结肿大常见于恶性肿瘤转移淋巴瘤等。局部淋巴结肿大伴低热、盗汗、消瘦者，提示为淋巴结结核、恶性淋巴瘤或其他恶性肿瘤等。

（3）淋巴结肿大伴周期性发热者，多见于恶性淋巴瘤；全身淋巴结肿大伴发热者见于传染性单核细胞增多症、白血病、淋巴瘤等，偶可见于系统性红斑狼疮。

（4）淋巴结肿大伴皮疹者多见于某些传染病或变态反应性疾病，亦需警惕淋巴瘤。

问：一直在谈论淋巴瘤，能否给大家介绍一下什么是血液系统的恶性淋巴瘤？发病率如何？淋巴瘤有哪些分类？

1. 定义及发病率

淋巴瘤是起源于淋巴造血系统的恶性肿瘤，主要表现为无痛性淋巴结肿大，肝脾肿大，全身各组织器官均可受累，伴发热、盗汗、消瘦、瘙痒等全身症状。近年来，淋巴瘤的发病率越来越高，并呈现年轻化的趋势。世界卫生组织数据显示，目前淋巴瘤是全球增长最迅速的血液系统恶性肿瘤之一，全球每年约有 35 万例新发病例，死亡人数超过 20 万。其发病率已经超过白血病，是目前发病率最高的血液系统恶性肿瘤。

2. 分类

根据瘤细胞分为非霍奇金淋巴瘤（NHL）和霍奇金淋巴瘤（HL）两类。其中 NHL 发病约占中国淋巴瘤患者的 90%，是发病率增长最快的血液系统肿瘤，而 HL 只占 8%~10%。

根据 NHL 的自然病程，可以归为三大临床类型，即高度侵袭性、侵袭性和惰性淋巴瘤。

根据不同的淋巴细胞起源，可以分为 B 细胞、T 细胞和 NK 细胞淋巴瘤。

问：为何淋巴瘤在年轻人中发病率高？淋巴瘤的快速上升可能与哪些因素相关？

淋巴系统是人体很重要的免疫组织，青壮年时期，人的免疫系统处于发育过程中，需要不断适应外界的变化，因此容易产生恶性改变。另外，年轻人生活压力大、心理压力大、工作压力增加、生活不规律以及过度疲劳等都是淋巴瘤的发病诱因之一。而淋巴瘤发病率快速上升可能与以下 6 个因素有关。

1. 病毒感染

慢性的感染，比如上呼吸道的 EB 病毒的感染，还有 EBV 病毒、嗜人 T 淋巴细胞 I 型病毒、人疱疹病毒 8 型等，都可能和淋巴瘤的发生有关。

2. 家庭装修

随着生活水平的提高，很多家庭崇尚奢华装修，使用的装饰材料中释放很多化学物质，这些物质的扩散和淋巴血液系统疾病是有相关性的。

3. 染发剂

染发剂等的使用与淋巴瘤的发病率也有一定的联系。

4. 辐射

人长期处在电磁辐射当中，也可能和淋巴瘤发生有一定关系。

5. 不良的饮食习惯

如口味重、喜吃海鲜制品、腌熏制品，易造成幽门螺杆菌的细菌感染，与胃淋巴瘤的发生也有关系。

6. 精神高度紧张

经常处于高度紧张的生活节奏和工作压力中，常常熬夜、生活作息不规律等，导致机体免疫力下降，也是产生淋巴瘤的内因。

7. 其他

此外，大气的污染，工业废气、汽车尾气的排放，都有可能引起肿瘤的发生，淋巴瘤也包括在内。

问：淋巴瘤有具体的分期吗？有早期和晚期的说法吗？

Ⅰ期：单个区域淋巴结受侵；或一个淋巴结外器官受侵。
Ⅱ期：横膈一侧两个或两个以上淋巴结区域受侵；或者一个淋巴结外器官受侵合并横膈同侧区域淋巴结受侵。

Ⅲ期：横膈两侧的淋巴结区域受侵；合并局部结外器官或脾受侵；或结外器官和脾同时受侵。

Ⅳ期：一个或多个结外器官（如骨髓、肝和肺等）广泛受侵，伴有或不伴有淋巴结肿大。

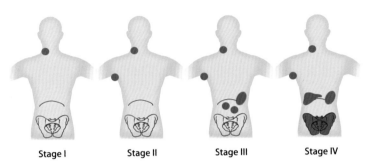

Stage I   Stage II   Stage III   Stage IV

A 代表无症状；B 是指出现 6 个月内不明原因的体重下降＞ 10%，原因不明的发热（38℃以上）。

问：如何早期发现淋巴瘤，淋巴瘤早期有哪些征兆？

首先我们要知道淋巴瘤并非是不治之症，关键在于早发现、早治疗！

淋巴瘤是一组较为复杂的疾病。患者患病初期，可能仅表现为不规则地发热、出汗、咳嗽等。早期症状与感冒非常类似，很容易被混淆。很多人因此忽视病情，耽误了最佳治疗时机。

淋巴瘤常见的临床症状如下。

1. 淋巴结肿大

大约60%的淋巴瘤首先发现在颈部的淋巴结肿大，早期不痛不痒，质硬，多可推动，开始时只单一肿大，慢慢数目增加，且越来越肿大，互相粘连，融合成块。也可发生于全身其他淋巴组织，如下颌、下颚、前颈部、锁骨上、腋下、纵隔腔或腹部动脉旁。深部淋巴结肿大可引起局部压迫症状，如纵隔淋巴结肿大压迫食管可引起吞咽困难；压迫上腔静脉引起上腔静脉综合征；压迫气管导致咳嗽、胸闷、呼吸困难及紫绀等。

2. 发热

30% 淋巴瘤患者伴有原因不明的发热，热度多在 38~39℃之间，部分病人可呈持续高热，也可出现间歇性低热，少数伴有周期热。

3. 消瘦

多数病人有体重减轻的表现，在半年内减少原体重的10%以上。

4. 盗汗

夜间或入睡后容易出汗，晨起汗出湿衣。

5. 结外病变

淋巴瘤不止发生在淋巴结，全身有淋巴系统的地方都可能发生淋巴瘤。如肝脾浸润引起肝脾肿大；胃肠道浸润引起腹痛、腹胀、肠梗阻和出血；肺和胸膜浸润引起咳嗽、胸腔积液；骨髓浸润引起脸色苍白、发烧、不正常出血等血液系统症状；皮肤浸润引起皮肤瘙痒、皮下结节；扁桃体和口、鼻、咽部浸润引起吞咽困难、鼻塞、鼻出血；神经系统浸润引起脊髓压迫、脑神经病变等等。

皮肤病变：恶性淋巴瘤患者可有一系列非特异性皮肤表现，皮肤损害呈多形性,红斑、水疱、糜烂等,晚期恶性淋巴瘤患者免疫状况低下，皮肤感染常经久破溃、渗液，形成全身性散在的皮肤增厚、脱屑。

常规治疗一周仍然持续发烧是淋巴瘤的信号之一，需及时到医院确诊。但是，由于恶性淋巴瘤的症状比较隐匿，不痛不痒，很多患者会将发热等症状与感冒病症混淆。

所以，对无明确原因的进行性淋巴结肿大，尤其是脖颈、锁骨区域或腋窝、腹股沟部位，经一般抗炎治疗无效的"淋巴结结核"和"慢性淋巴结炎"，反复出现淋巴结肿大，或者长期低热、周期性发热，特别是伴有多汗、消瘦等情况，应及时检查，争取在第一时间捕捉到疾病的蛛丝马迹，早发现，早治疗。

问：为确诊是否是淋巴瘤一般需要到医院做哪些检查？

1. 血常规及血涂片

血常规一般正常，可合并慢性病贫血；HL 可以出现 PLT 增多、WBC 增多、嗜酸性粒细胞增多；侵袭性 NHL 侵犯骨髓可出现贫血、WBC 及 PLT 减少，外周血可出现淋巴瘤细胞。

2. 骨髓涂片及活检

HL 罕见骨髓受累。NHL 侵犯骨髓，骨髓涂片可见淋巴瘤细胞，细胞体积较大，染色质丰富，灰蓝色，形态明显异常，可见"拖尾现象"；淋巴瘤细胞 ≥ 20% 为淋巴瘤白血病；骨髓活检可见淋巴瘤细胞聚集浸润。部分患者骨髓涂片可见噬血细胞增多及噬血现象，多见于 T 细胞 NHL。

3. 血生化

LDH 增高与肿瘤负荷有关，为预后不良的指标。HL 可有 ESR 增快，ALP 增高。

4. 脑脊液检查

中高度侵袭性 NHL 临床 Ⅲ / Ⅳ 期患者可能出现中枢神经系统受累，或有中枢神经系统症状者，需行脑脊液检查，表现为脑脊液压力增高，生化蛋白量增加，常规细胞数量增多，单核为主，病理检查或流式细胞术检查可发现淋巴瘤细胞。

5. 组织病理检查

HL 的基本病理形态学改变是在以多种炎症细胞的混合增生背景中见到诊断性的 R-S 细胞（镜影细胞）及其变异型细胞。免疫组化特征：经典型 CD15+，CD30+，CD25+；结节淋巴细胞为主型 CD19+，CD20+，EMA+，CD15-，CD30-。NHL 淋巴结或组织病理见正常淋巴结或组织结构破坏，肿瘤细胞散在或弥漫浸润，根据不同的病理类型有各自独特的病理表现和免疫表型。

6.TCR 或 IgH 基因重排

可阳性。

问：目前对淋巴瘤的治疗方法有哪些？

淋巴瘤具有高度异质性，故治疗上差别也很大，不同病理类型和分期的淋巴瘤无论从治疗强度还是预后上都存在很大差别。淋巴瘤的治疗方法主要有以下几种，但具体患者还应根据患者实际情况具体分析。

1. 放射治疗

某些类型的淋巴瘤早期可以单纯放疗。放疗还可用于化疗后巩固治疗及移植时辅助治疗。

2. 化学药物治疗

淋巴瘤化疗多采用联合化疗，可以结合靶向治疗药物和生物制剂。近年来，淋巴瘤的化疗方案得到了很大改进，很多类型淋巴瘤的长生存都得到了很大提高。

3. 骨髓移植

60 岁以下患者，能耐受大剂量化疗的中高危患者，可考虑进行自体造血干细胞移植。部分复发或骨髓侵犯的年轻患者还可考虑异基因造血干细胞移植。

4. 手术治疗

仅限于活组织检查或并发症处理；合并脾机能亢进而无禁忌证，有切脾指征者可以切脾，以提高白细胞计数，为以后化疗创造有利条件。

问：现代医疗技术水平下淋巴瘤的预后如何？

霍奇金淋巴瘤（HL）的预后与组织类型及临床分期紧密相关，淋巴细胞为主型预后最好，5 年生存率为 94.3%；而淋巴细胞耗竭型最差，5 年生存率仅 27.4%；结节硬化及混合细胞型在两者之间。HL 临床分期，Ⅰ 期 5 年生存率为 92.5%，Ⅱ 期 86.3%，Ⅲ 期 69.5%，Ⅳ 期为 31.9%；有全身症状较无全身症状为差。儿童及老年预后一般比中青年为差；女性治疗后较男性为好。

非霍奇金淋巴瘤（NHL）的预后，病理类型和分期同样重要。弥漫性淋巴细胞分化好者，6 年生存率为 61%；弥漫性淋巴细胞分化差者，6 年生存率为 42%；淋巴母细胞型淋巴瘤 4 年生存率仅为 30%。有无全身症状对预后影响较 HL 小。低恶性组 NHL 病程相对缓和，但缺乏有效根治方法，所以呈慢性过程而伴多次复发，也有因转化至其他类型，对化疗产生耐药而致死亡。但低度恶性组如发现较早，经合理治疗可有 5~10 年甚至更长存活期。部分高度恶性淋巴瘤对放化疗敏感，经合理治疗，生存期也能够得到明显延长。

（赵毅）

哪些人群是淋巴瘤的高危人群？

提到淋巴瘤，人们还是有些恐惧的，毕竟它是癌症的一种，那么，淋巴瘤的发病原因是什么呢？哪些人是恶性淋巴瘤的高发人群呢？目前来讲，其发病原因尚不明确，通常都是多因素导致肿瘤发生的。目前来看，有几个原因可能与其有关。

第一，外部因素。包含接触一些放射性物质或者化学药品；还有病毒感染是一个非常重要的因素，特别是一些特殊的病毒感染，像 EB 病毒感染、乙肝、丙肝，都和相应的淋巴瘤有一定的关系。目前已知，EB 病毒感染与 Burkitt 淋巴瘤相关。原发性胃恶性淋巴瘤（胃 MALT 淋巴瘤）患者的幽门螺杆菌感染率高达 90% 以上。

第二，内部因素。主要是我们人体的免疫力下降，导致肿瘤出现时不能够及时地发现和清除它。或者罹患一些免疫相关性疾病，比如有某些原发或继发的免

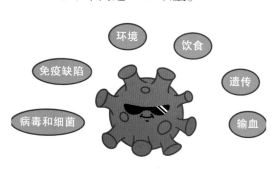

恶性淋巴瘤的危险因素

疫缺陷性疾病患霍奇金淋巴瘤风险增加。

当这两个因素同时存在时，比如说外部因素存在感染病毒的情况，同时内部又由于各种原因导致免疫力低下，这两个因素作用在一起就更容易导致肿瘤的发生。

哪些人容易得淋巴瘤？

（1）免疫功能异常的人。免疫功能受到抑制，癌基因被激活，抑癌功能丧失，导致异常肿瘤细胞激活增殖。

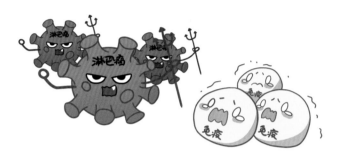

（2）有家族遗传史的人。从遗传背景来看，如果有肿瘤家族史，那么无论是淋巴瘤还是其他恶性肿瘤的发生率，可能都要比一般人群高一些。

（3）感染 EB 病毒和细菌的人。EB 病毒感染与霍奇金淋巴瘤（HL）的发病有关。在我国，霍奇金淋巴瘤患者中 EB 病毒检出率可达 48%~57%。EB 病毒感染同时也是 Burkitt 淋巴瘤的重要病因。幽门螺杆菌的持续感染与胃的淋巴瘤密切相关。

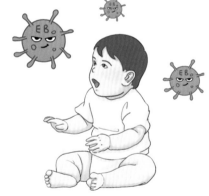

（4）职业环境暴露的人。长期接触杀虫剂、除草剂等，长期接触放射性物质，长期接触染料、皮革、黏胶等。

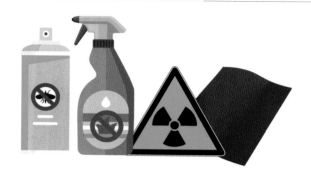

（5）生活习惯不良的人。工作压力大，作息不规律，高脂饮食，过多摄入动物蛋白，酗酒吸烟，等等。

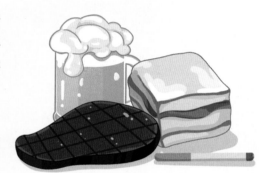

总之，淋巴瘤发病原因是复杂的，并且每个人的发病原因可能不同。某些人可能具有多个相关因素的组合，而另一些人则可能没有明显的诱因。对于大多数淋巴瘤患者，准确的发病原因目前仍然不明确。但是，了解淋巴瘤发病的相关因素，对于预防和早期诊断非常重要。因此，减少不必要地接触有害物质、规律作息、适当运动、保持良好放松的心情才是王道。

（王敏）

点燃生存的希望，关注生命的延续
——浅谈淋巴瘤患者生育力保存问题

淋巴瘤是一类源于淋巴造血系统的高度异质性恶性肿瘤，一般分为非霍奇金淋巴瘤（NHL）和霍奇金淋巴瘤（HL）两大类。相关数据显示，我国淋巴瘤发病率呈现逐年增高及年轻化的趋势。在一些大型医学中心 NHL 的 5 年生存率已经高达 65%。越来越多的患者得以治愈。然而，由于放化疗的性腺毒性损伤，淋巴瘤患者在治愈后面临不同程度的生育力下降问题。育龄期淋巴瘤患者治疗结束后生存期间的问题，如生育相关问题，逐渐成为医患共同关注的焦点之一。因此，保存生育力作为提升淋巴瘤患者治愈后生命质量的重要措施，患者需求日益增多，尤其是尚未生育的年轻患者以及未成年患者。

1. 点燃生存的希望

目前对淋巴瘤的治疗手段仍是以化疗、靶向治疗和放疗为主。随着科学的进步和研究人员的不断探索，淋巴瘤的治疗格局在不断更新。通过规范化

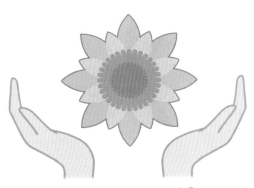

心如花木 向阳而生

的治疗和科学的长期管理，淋巴瘤不再是百年前的"不治之症"，甚至可以成为一种能有效控制的慢性病，可以长期生存，给无数淋巴瘤患者重新点燃了生存的希望。对于疗效好、获得长期生存及缓解，以及有生育需求的年轻患者，能否正常生育成为他们关心的问题。

2. 关注生命的延续

化疗对生殖腺的损伤取决于化疗药物的类别、剂量、使用周期、是否联合其他治疗及患者年龄等因素。以环磷酰胺为代表的烷化剂对**性腺（卵巢和睾丸）的毒性作用最大。**造血干细胞移植（Hematopoietic Stem Cell Transplantation， HSCT）是治疗淋巴瘤的主要方案之一，自体及异基因 HSCT 可造成生育能力下降，再生育率与 HSCT 的类型、年龄、预处理方案等相关。有报道显示，异基因 HSCT 女性患者再生育概率不足 5%，其中环磷酰胺清髓预处理的剂量高达 3.6 g/m^2，以全身放疗（total body irradiation，TBI）为基础的预处理方案，TBI 剂量一般为 8~12 Gy，可造成生育能力下降。

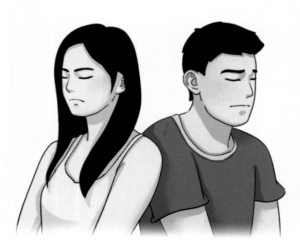

淋巴瘤治疗对女性生殖功能的影响主要表现为早发性卵巢功能不全（premature ovarian insufficiency，POI）及卵巢早衰

（premature ovarian failure，POF），其风险等级取决于许多因素，包括患者在接受化疗时的年龄、淋巴瘤的具体病理类型、病灶位置，以及所采取的治疗方案及累计药物剂量，甚至有的淋巴瘤患者未接受化疗前即可出现POI。

淋巴瘤治疗对男性生殖系统最常见的影响是不育。化疗、对颅脑或睾丸的放疗、涉及男性生殖系统的手术都可能导致不育。

3. 为生命延续保驾护航

随着医疗技术的发展，多个生育力保护措施已被成熟应用于临床，助力生命的延续。淋巴瘤患者生育力保存最佳时机是放化疗前，适用于早期进展缓慢的淋巴瘤类型。而对于高度侵袭性淋巴瘤，建议先行化疗，在化疗病情稳定时再行生育力保存，但要告知患者已产生的毒性损伤风险。

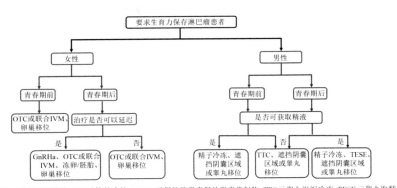

注：OTC示卵巢组织冷冻；IVM示体外成熟；GnRHa示促性腺激素释放激素类似物；TTC示睾丸组织冷冻；TESE示睾丸取精术

对女性患者，已婚女性优选胚胎冷冻，其次为卵母细胞冷冻。但是，对于青春期前或淋巴瘤需要紧急化疗的患者，卵巢组织冷冻或联合未成熟卵母细胞体外成熟（in vitro maturation，Ⅳ M）冻卵／胚胎是首选的生育力保存方法。男性生育力保存利用精子冷冻保存技术在化疗前进行自身精子冷冻保存（自精保存技术），通过 GnRH 类似物等进行性腺保护，放疗过程中的性腺防护等精子冷冻

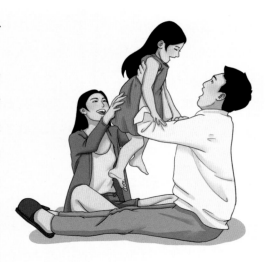

保存技术是目前广泛应用的男性生育力保护方法之一。

对于育龄期淋巴瘤患者来说，生育问题无疑是一个甜蜜的困扰，一方面憧憬着拥有新生命的喜悦和希望，而另一方面则是随疾病和治疗而来的担忧。在保证治疗效果的前提下，安全且行之有效的生育力保护方案是淋巴瘤患者的需求，更是亟待解决的问题。而目前我国淋巴瘤患者生育力的保护工作仍处于初级阶段，相信未来在各方面的努力下，育龄期淋巴瘤患者生育问题会得到更多重视和解决。并且随着研究的深入和技术的发展，可能有更多的生育力保存方案供淋巴瘤患者选择。当然，方案选择的原则要兼顾医学伦理，尊重患者及家属的意愿。即便患者最终未能实施生育力保存，亦可寻求赠卵或人类精子库供精助孕途径。

（王敏）

淋巴瘤筛查——"会说话"的淋巴结

淋巴结分布于整个人体，是重要的免疫器官，主要分为浅表淋巴结和深部淋巴结，正常的淋巴结一般在 0.2~0.5 厘米。

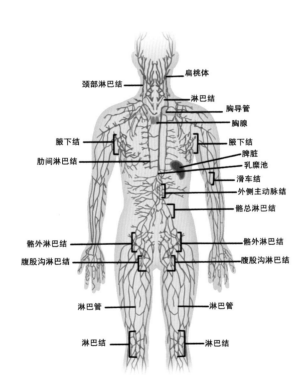

平常我们无意间能摸到我们身上有一些小疙瘩，其实这就是我们的淋巴结。

但是人们一听到淋巴结就会很焦虑、沮丧，难免怀疑是不是自己得了肿瘤？那么我们带着这样的疑问一起走进今天的科普小讲堂。

淋巴家族是个大家族，全身共约有 800 颗，其中头颈部约有 300 颗。它们身高差别很大，有的高大，有的矮小。它们都是保护人类健康的战士，在人体有很多的根据地，组成了强大的安保系统，为人类健康保驾护航。他们对外抵抗细菌病毒，对内清除衰老恶变的细胞。为了守护人类健康，它们不得不变得肿大了。

正常情况下，淋巴结体积很小，我们很难摸到它们。但如果淋巴结肿大增生了，我们就可以在后脑勺、耳朵后面、脖子、腋窝、腹股沟上摸到它们。如果淋巴结出现肿大，常预示着身体出现了异常，切勿忽视。

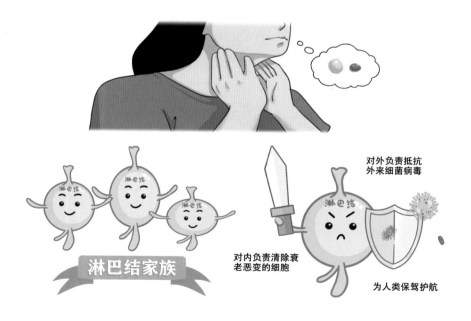

对外负责抵抗外来细菌病毒

对内负责清除衰老恶变的细胞

为人类保驾护航

淋巴结家族

1. 淋巴结肿大就等于有淋巴癌吗?

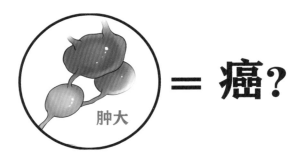

不要慌,让我们一起伸出手来检查一下,以便早发现、早治疗。

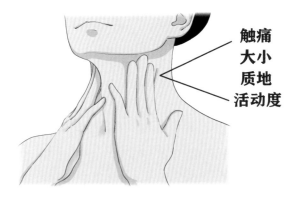

2. 什么样的淋巴结肿大是良性的呢?

其实,淋巴结又红又痛反而可以松一口气了,就像我们扁桃体发炎、牙疼、结核就会有淋巴结肿大,这些肿大的淋巴结更多是炎性的,通过抗生素、结核药物治疗后,炎症消退,也就治愈了。

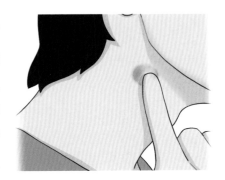

3. 淋巴结越大就是恶性？结节越小就是良性的吗？

这显然是不对的。淋巴细胞在保卫人体健康的过程中，有的不得已发生了突变，黑化了，到处扩张领域，这些肿大的淋巴结才倾向于肿瘤，恶性的淋巴结通常不红、不痛、不痒，硬、不能推动。

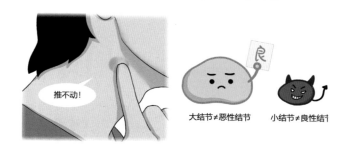

大结节≠恶性结节　　小结节≠良性结节

4. 发现淋巴结进行性肿大怎么办？

面对肿大到一定程度的淋巴结，我们需要判断它的性质，最直接最暴力的办法就是挖出来、剖开来瞧瞧。

那么，怎样的淋巴结可以"挖出来瞧瞧"呢？

如果淋巴结太小，建议回家观察，自行消退了最好或者定期复查B超观察是否有明显变化，有时考虑到炎症也会开口服的消炎药物。

如果淋巴结增大到一定程度，就有两种方案可以选择。一是外科手术，直接把淋巴结取出来活检；二是B超或CT引导下的穿刺。

取出的淋巴组织样本进一步做免疫组化（确定是何种组织来源、是恶性还是良性的）。病理是诊断的金标准，而且一旦确定诊断后将决定下一步的治疗方案，所以必须要精益求精，做到万无一失。如果遇到疑难的诊断，外院的会诊甚至远程会诊都是必要的。

5. 确诊淋巴瘤后怎么办?

即使诊断是恶性淋巴瘤,也不用感觉世界末日要来了,请接受正规的治疗。淋巴瘤的初始治疗非常重要,标准的初始治疗方案可以极大延长患者的生存时间,否则会陷入"快速复发—耐药—再次复发—难治"的恶性循环。

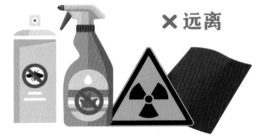

肿瘤那么可怕,早期预防是第一步,做好两远离,三保持。远离有害化学物质、远离辐射。保持适当运动、保持饮食均衡、保持睡眠充足。

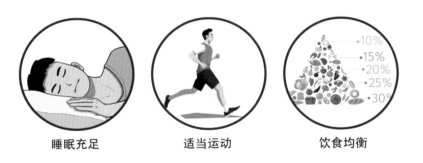

睡眠充足　　　　适当运动　　　　饮食均衡

最后,淋巴结肿大是疾病的信号,一旦发现异常,切勿讳疾忌医,规范化、个体化的多学科综合诊治是关键。

（曾飘容）

淋巴瘤的筛查知识科普

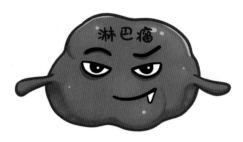

大家好，我是淋巴瘤。也许你在《滚蛋吧，肿瘤君》这部电影中听说过我，但是对我却并不是那么熟悉。虽然我常被忽视，但我并不会轻易放过我的受害者。今天，我要在这里向大家隆重介绍一下——淋巴瘤的知识。

首先，我要自谦一下。虽然我是一种恶性肿瘤，但我并不像其他癌症那样常见。而且，作为一种涉及免疫系统的癌症，我还有一点点"特殊"。在人体内，我喜欢寄居在淋巴组织中，例如淋巴结、脾脏和骨髓等地方。当我悄悄侵入这些地方时，我会破坏正常的淋巴细胞，并迅速增殖起来，还可以侵犯至全身各个器官，如肺部、头颅、胃肠道、泌尿系统等。只要是淋巴经过的地方，除了头发丝和指甲，都可以有我的足迹。

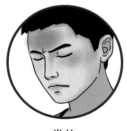

发热
（经常38℃以上）

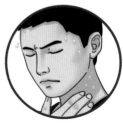

盗汗

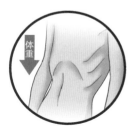

体重下降

我以两种形式存在：霍奇金淋巴瘤（HL）和非霍奇金淋巴瘤（NHL）。HL 通常表现为颈部淋巴结肿大，伴有发热、盗汗和体重减轻等症状。而 NHL 则更加复杂多样，包括滤泡性淋巴瘤、弥漫性大 B 细胞淋巴瘤和淋巴母细胞淋巴瘤等类型。

那么，为什么我要借这个机会介绍我自己呢？因为我希望让更多的人了解我，以便早日发现和治疗。如果你出现以下任何症状，请务必寻求医生的帮助。无痛性淋巴结肿大、发热、盗汗、体重减轻、乏力等。及早发现淋巴瘤可以帮助你提高治愈率，可以预防疾病进一步进展。

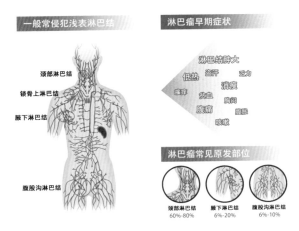

对于我这种顽固的恶性肿瘤，治疗方法也是比较多样的。常见的治疗手段包括放化疗、手术和免疫疗法等。具体的治疗方案需要根据个体情况和不同类型的淋巴瘤来定制，所以请一定要听从医生的建议。

最后，我想强调一下，对于任何一种癌症，提高自身免疫力是非常重要的。保持良好的生活习惯，包括健康饮食、适量运动、戒烟限酒等，能够有效预防我这样的癌症。此外，定期进行体检也能帮助你发现潜在的问题。

　　总之，淋巴瘤如同一个危险的入侵者，它伪装着并滋生在身体内部，给人体带来巨大的威胁。然而，我们并非束手无策。通过科学和医学的发展，我们逐渐探索出了治疗淋巴瘤的方法，研发了新药以及新的治疗方法，为患者们提供了新的希望。让我们携起手来，与淋巴瘤作战，最终取得胜利。

　　通过这篇文章，我希望能让更多人了解到淋巴瘤，提高对它的认识和警惕。

（罗聪）

淋巴瘤的诊断知识科普

有一种癌，喜欢乔装打扮，它的症状变化多样，可以表现为发热、腹痛、胸闷气促等，因此常常容易导致误诊。同时，它也是一种会"跑"的肿瘤，因为淋巴系统像遍布全身的血液循环系统一样，也是一个网状的液体系统。这种肿瘤就是淋巴瘤。

1. 淋巴是什么？

淋巴是一个系统，而不是一个单独器官，具体包括淋巴管、淋巴液、淋巴结和淋巴细胞。淋巴系统是人体最为重要的免疫系统，主要作用就是抵抗外来病菌，及时清除人体中的有害细胞。

淋巴管：分布全身，其中流淌着淋巴液。

淋巴结：沿淋巴管分布，负责生成淋巴细胞，过滤淋巴液。

淋巴细胞：是白细胞的一种，存在于淋巴结和造血器官（如骨髓）中，可以抵挡、灭杀入侵体内的病原菌和肿瘤细胞。

淋巴液：可将淋巴细胞从淋巴结带到全身，发挥免疫监视作用。

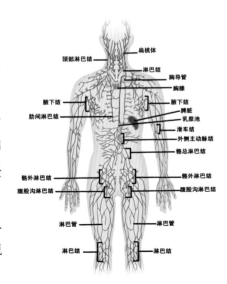

颈部淋巴结　扁桃体
淋巴结
胸导管
胸腺
腋下结
脾脏
肋间淋巴结
乳糜池
滑车结
外侧主动脉结
髂总淋巴结
髂外淋巴结　髂外淋巴结
腹股沟淋巴结　腹股沟淋巴结
淋巴管　淋巴管
淋巴结　淋巴结

2. 淋巴瘤是什么？

如果淋巴细胞发生突变增殖，并聚集到不同部位，特别是淋巴结中，就形成了"淋巴瘤"。淋巴瘤是发生于淋巴造血系统的恶性肿瘤，俗称"淋巴癌"，根据组织病理学改变，可分为霍奇金淋巴瘤和非霍奇金淋巴瘤两大类。

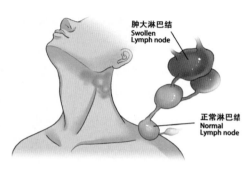

3. 淋巴瘤的病因是什么呢？

迄今尚不明确，病毒学说颇受重视。如与EB 病毒、HTLV-1 病毒、HTLV-2 型病毒、HP 幽门螺杆菌、HCV 病毒等有关。

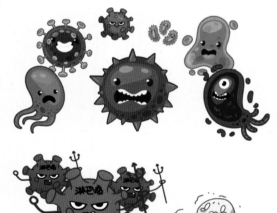

免疫功能低下也与淋巴瘤的发病有关。如器官移植后长期用免疫抑制剂而发生恶性肿瘤者，其中 1/3 为淋巴瘤；干燥综合征中淋巴瘤发病数比一般人高。

4. 得了淋巴瘤会有哪些症状？

主要表现为进行性、无痛性淋巴结肿大，由于淋巴瘤发生淋巴结肿大时并没有感觉到疼痛等不适，早期症状很隐蔽，常常容易被忽视。

淋巴瘤可以伴有全身症状，有发热（38℃以上，抗感染治疗无效），经常因就诊感染科而耽误病情，有盗汗、消瘦（体重下降大于10%）、瘙痒和乏力等全身症状。

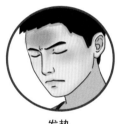 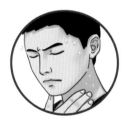 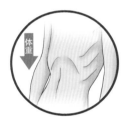

发热
（经常38℃以上）　　　　　　盗汗　　　　　　　体重下降

淋巴结外受累症状：淋巴瘤对各器官压迫和浸润的不同，引起的症状也不同，也常因为症状的多样性，而就诊于其他科室延误诊断。如肺门和纵隔受累最多见，可出现咳嗽、胸闷、呼吸急促等症状。胃肠道受累，可表现出腹痛、腹泻和腹部包块等。骨骼损害可表现为骨痛、腰背痛、脊髓压迫症等。

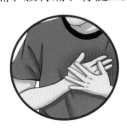 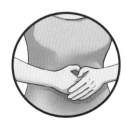 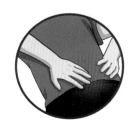

5. 诊断淋巴瘤需要做哪些检查？

淋巴结病理检查是诊断淋巴瘤的"金标准"。浅表淋巴结能触摸到的肿大淋巴结可以通过局部或全身麻醉，将其完整地取出来。深部淋巴结只能通过影像学检查看到，需要在影像学检查的引导下进行穿刺活检，从而获取肿大的淋巴结组织。

其他常见的辅助诊断方法有影像学、实验室检查等。影像学检查包括 CT、磁共振、PET/CT 及超声等。实验室检查包括血常规、生化常规、血沉、免疫球蛋白、EB 病毒和骨髓检查等。

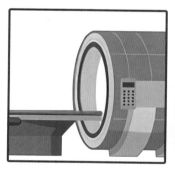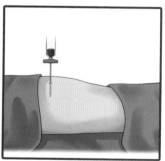

淋巴瘤的就诊要早发现、早诊断、早治疗，处于疾病的早期能够获得更满意的疗效，获得更长的生存时间。如果发现淋巴结肿大、不明原因的发热、消瘦等，请及时到正规医院专业科室就诊。

（罗聪）

你可能存在的癌症认知误区

关于癌症，大家往往谈癌色变。但是，具体到癌症是否会传染、活检是否会加速癌细胞的扩散等问题，我们的认知依旧存在许多误区或者空白。下面跟我一起揭秘关于癌症的六个真相！

真相一：癌症患者的家属不一定会患癌

数据统计显示，在美国约半数男性和 1/3 女性会在某种情况下患癌症，但只有约 5%~10% 的病例与父母的遗传基因有关。医学尚不明确为什么有些人会患病，而有些人不会。家族史可能只是其中一个风险因素。

真相二：加工肉类可能与癌症相关

食用大量加工肉类（如热狗和午餐肉）的人患结肠癌的风险较高。医学尚不能确定其中的联系，但不排除与加工肉类中添加的亚硝酸盐（防止细菌生长、保持肉类色泽）有关。

真相三：酗酒会提高患癌概率

酒精会提高口腔癌、肝癌、结肠癌、乳腺癌和其他癌症的患病风险。偶尔喝一些啤酒、白酒或烈性酒没有关系，主要问题是饮酒的量，喝得越多，患癌症的风险就越高。男性每日饮酒不应该超过 2 杯，女性不应该超过 1 杯。一杯的标准为 340ml 的啤酒、113ml 葡萄酒、42ml 白酒（40 度）、28ml 白酒（50 度）。

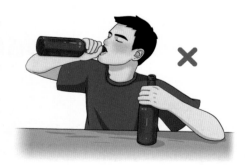

真相四：世卫组织说阿斯巴甜有致癌可能，人造甜味剂的摄入最好要有节制

世界卫生组织（WHO）国际癌症研究机构（IARC）和联合国粮食及农业组织（FAO）食品添加剂联合专家委员会（JECFA）于 2023 年 7 月 14 日正式发布了非糖甜味剂阿斯巴甜（Aspartame）对健康影响的评估结果。国际癌症研究机构根据其对人类致癌性研究的"有限证据"，将阿斯巴甜归类为可能对人类致癌的 2B 类致癌物。

此次报道中指出的阿斯巴甜的致癌性，主要是针对肝细胞癌，但是证据非常有限，在动物实验中的致癌证据也有限，因此导致癌症的机理证据同样有限。抛开成分剂量谈致癌问题是不应该的。所以，虽然目前阿斯巴甜被归类为可能对人类致癌的 2B 类致癌物，人群证据有限，但建议不要无节制摄入，特别是儿童。

真相五：活检导致癌细胞扩散的可能性非常小

在进行活组织检查时，医生会从患者身上取一小部分细胞。对于大多数类型的癌症来说，该检查几乎不可能导致癌细胞扩散。

真相六：运动有助于降低患癌概率

定期运动，并保持健康的饮食和体重，这样有助于降低患某些癌症的风险，如结肠癌和乳腺癌。不过即使做到了这些，仍需遵循医生的建议进行常规癌症检查。

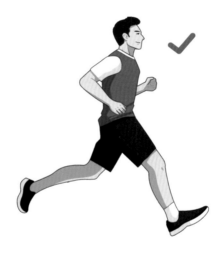

（范秉杰）

肿瘤患者如何看懂查血结果——血常规

肿瘤患者在接受抗肿瘤治疗的间歇期或治疗期间，医生常常叮嘱患者，出院后要定期复查血常规，做好血象的监测。

可是，血常规检查做了，结果有没有异常？是否需要处理？又该如何处理呢？接下来，我们就一起来了解一下如何看懂血常规报告。

项 目	结果	单位	参考值
*红细胞计数(RBC)	4.19	10^12/L	3.8-5.1
*血红蛋白(HGB)	135	g/L	115-150
红细胞压积(HCT)	0.41	L/L	0.35-0.45
平均红细胞体积(MCV)	97.1	fL	82-100
平均红细胞HGB含量(MCH)	32.2	pg	27-34
平均红细胞HGB浓度(MCHC)	332	g/L	316-354
RBC分布宽度SD(RDW-SD)	42.5	fL	37.0-54.0
RBC分布宽度CV(RDW-CV)	11.9	%	11.5-14.5
*血小板计数(PLT)	180	10^9/L	100-300
*白细胞计数(WBC)	4.68	10^9/L	3.5-9.5
中性分叶核粒细胞百分率(NEUT%)	47.6	%	40-75
淋巴细胞百分率(LYMPH%)	41.5	%	20-50
单核细胞百分率(MONO%)	9.0	%	3-10
嗜酸性粒细胞百分率(EO%)	1.5	%	0.4-8.0
嗜碱性粒细胞百分率(BASO%)	0.4	%	0-1
原始细胞百分率(BLA%)	/	%	<0
晚幼红细胞	0	/100个细胞	<1
中性分叶核粒细胞绝对值(NEUT#)	2.23	10^9/L	1.8-6.3
淋巴细胞绝对值(LYMPH#)	1.94	10^9/L	1.1-3.2
单核细胞绝对值(MONO#)	0.42	10^9/L	0.1-0.6
嗜酸细胞绝对值(EO#)	0.07	10^9/L	0.02-0.52
嗜碱细胞绝对值(BASO#)	0.02	10^9/L	0.2-0.06

血常规报告反映的是体内血液系统中的血细胞的情况。血细胞主要由增殖活跃的骨髓造血细胞分化而成，包括红细胞、血小板、白

细胞。这三大血细胞如同三个兄弟，一同维护着血液系统这个大家庭的健康。

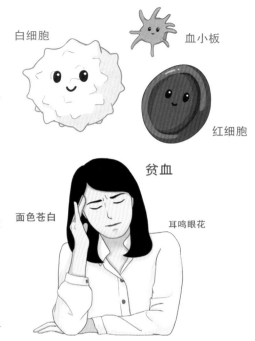

抗肿瘤药物（特别是化疗药物）的使用，使得这种健康状况受到影响，出现相应血细胞的减少，引起贫血、出血及感染风险增加。

这种减少及异常，可能导致抗肿瘤治疗强度降低、时间推迟，甚至治疗终止，从而影响患者的长期生存。

因此，患者平时应做好血常规的监测。

肿瘤化疗相关性贫血（Chemotherapy-relatedanemia，CRA）是指肿瘤患者在疾病进展和治疗过程中发生的贫血，主要表现为外周血中血红蛋白的减少。

根据其数值的高低,贫血严重程度分为4级(如下图,中国标准)。

肿瘤贫血严重程度分级 （g/L）			
血红蛋白	中国标准	NCI标准	WHO标准
0级（正常）	>正常值下限	≥正常值下限	≥110
1级（轻度）	90~正常值下限	100~正常值下限	95~110
2级（中度）	60~90	80~100	80~95
3级（重度）	30~60	<80	65~80
4级（极重度）	<30	威胁生命	<65
正常值低限：男性120 g/L；女性110 g/L			

3-4 级（即血红蛋白 <60g/L），且有持续性心动过速、呼吸急促、胸痛、劳力性呼吸困难、头晕、晕厥、重度乏力妨碍工作和日常活动等，应输血。

如果血红蛋白水平进行性下降且近期进行过强化化疗或放疗，或无症状但有合并症（如心脏病、慢性肺病和脑血管疾病等），可考虑输血。

其他情况，医生需根据患者具体情况而决定是否输血。

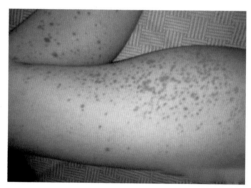

促红细胞生成药物（如重组人促红细胞生成素，EPO）的使用和铁剂（如蔗糖铁、硫酸亚铁和富马酸亚铁）的补充，也需要医生根据患者具体情况来决定。

肿瘤化疗相关性血小板减少症（Chemotherapy-induced thrombocytopenia CIT）是指经抗肿瘤化疗后，外周血中血小板计数（PLT）低于 100×10^9/L。血小板计数的减少，可能会出现皮下瘀点瘀斑、牙龈出血、黑便等。

根据 NCI-CTCAE5.0 标准，其减少的严重程度可分为 4 级，如下图。

血小板减少的严重程度分级

血小板计数（×10⁹/L）	级别*	出血风险
75-正常值下限	1级	出血风险较低
50-75	2级	观察有无出血情况
25-50	3级	存在皮肤黏膜出血倾向的危险性
<25	4级	有皮肤黏膜自发性出血的高度危险性

* 采用的是美国国立癌症研究院不良事件通用术语标准（NCI CTCAE 5.0）

1 级，密切观察血小板计数及出血情况，3~5 天复查一次血常规，暂不需药物治疗或输血小板。

2~4 级，即 PLT<75×10^9/L，应每天给予促血小板生长因子，每三天复查一次血常规，当 PLT ≥ 100×10^9/L 或较用药前升高 50×10^9/L 时，应停药。

临床上常用的促血小板生长因子药物有重组人白介素 –11. 重组人血小板生成素（具体用法参考下图），其他药物有罗米司亭、艾曲波帕。

如果是免疫性的血小板减少，还可以使用糖皮质激素及静脉注射丙种球蛋白。其他原因引起的血小板减少应根据具体病情处理。

常用促血小板生长因子药物及用法

药物	用法	注意事项
重组人血小板生成素	每天皮下注射一次 每次使用剂量按300U/（kg•d），一般1支	血小板计数<25×10^9/L，强烈建议使用
重组人白介素-11	每天皮下注射一次 每次使用剂量按25~50μg/kg计算	有心血管基础疾病的患者慎用

当 PLT<10×10^9/L 时，有皮肤黏膜出血的极高度危险性，此时应使用重组人血小板生成素，并预防性输注血小板。

化疗相关血小板减少出血的高风险因素

①既往有出血史，如消化道溃疡出血、脑出血等，现阶段有手术切口未愈、肿瘤性溃疡等；

②化疗前血小板计数＜75×10^9/L；

③接受含铂类、吉西他滨、阿糖胞苷以及蒽环类等可能导致严重骨髓抑制的药物治疗；

④肿瘤细胞浸润骨髓所致的血小板减少；

⑤美国东部肿瘤协助组（ECOG）体能状态评分≥2分；

⑥既往接受过放疗，特别是长骨、扁骨（如骨盆、胸骨等）接受过放疗；

⑦合并使用其他可能导致血小板减少的药物，如肝素、抗生素等。

若PLT在(10~75) ×10⁹/L，但是有化疗相关血小板减少出血的高风险因素（如下图）、有活动性出血或医生评估有其他需要输注血小板的情况者，也需输注血小板。

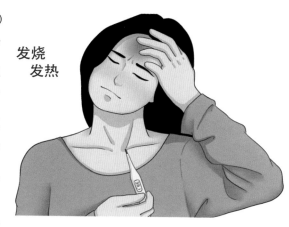

发烧
发热

肿瘤患者接受放疗或骨髓抑制性化疗药物后，出现外周血中白细胞计数或中性粒细胞绝对值（ANC）的减少。其减少，患者可能会出现发热、乏力、口腔溃疡、感染等，严重者可能导致粒细胞减少性发热（febrileneutropenia，FN）。

化疗导致中性粒细胞减少到最低值，通常出现在化疗后7~14天，根据NCI-CTCAE5.0标准将白细胞计数及中性粒细胞减少分为4级（如下图）。

白细胞/中性粒细胞减少的严重程度分级　粒缺伴发热

粒细胞减少	0 度	1 度	2 度	3 度	4 度
白细胞 (WBC)	>4.0×10⁹/L 或>4000	(3.0-3.9) ×10⁹/L 或3000-4000	(2.0-2.9) ×10⁹/L 或2000-3000	(1.0-1.9) ×10⁹/L 或1000-2000	<1.0×10⁹/L 或<1000
中性粒细胞 (ANC)	>2.0×10⁹/L 或>2000	(1.5-1.9) ×10⁹/L 或1500-2000	(1.0-1.4) ×10⁹/L 或1000-1500	(0.5-0.9) ×10⁹/L 或500-1000	<0.5×10⁹/L 或<500
	安全 （正常水平）	轻度感染风险	中度感染风险	重度感染风险	危及生命的严重感染风险；若伴有发热则十分紧急

中性粒细胞计数越低，感染风险越高

1-2 级

若无发热，可观察，每周复查血常规；有口服抗肿瘤药物者，可继续口服治疗，定期每周复查血常规，同时观察有无发热。

若有发热，则需要停服口服抗肿瘤药物，至医院就诊，排查是否合并感染，经相关处理好转后，方可继续服药。

3-4 级

无论有无发热，均暂停口服抗肿瘤药物，及时至医院就诊，需开始升白细胞治疗，若合并感染者需予以抗生素治疗，并定期复查血常规。

特别是 ANC$<0.1 \times 10^9$/L，即使没有发热等感染的情况，也需预防性口服使用抗生素（如口服左氧氟沙星片 750mg 一天一次），直至 ANC$>0.5 \times 10^9$/L 或出现明显的血细胞恢复症状。

除了化疗、放疗，包括小分子靶向或单抗类靶向治疗、免疫检测点抑制剂在内的抗肿瘤治疗，也会引起白细胞、血红蛋白及血小板的减少。

因此，肿瘤患者在结束整个疗程的抗肿瘤治疗前，一定要重视血常规的监测，特别应重点关注这些指标的变化，如血红蛋白、血小板计数、白细胞计数、中性分叶核粒细胞绝对值。

临床检验报告单

Reg

姓名(Name)：   性别(Sex)：女 年 龄(Age)： 岁   编号(No)：2021

科别(Dept)：种   床号(Bed No)：   标本(Sample)：全血   病员号(Case No)：00

医生(doc.)：   诊断(Diag.)：   瘤

项　目	结果	单位	参考值
*红细胞计数(RBC)	4.19	10^12/L	3.8-5.1
*血红蛋白(HGB)	135	g/L	115-150
红细胞压积(HCT)	0.41	L/L	0.35-0.45
平均红细胞体积(MCV)	97.1	fL	82-100
平均红细胞HGB含量(MCH)	32.2	pg	27-34
平均红细胞HGB浓度(MCHC)	332	g/L	316-354
RBC分布宽度SD(RDW-SD)	42.5	fL	37.0-54.0
RBC分布宽度CV(RDW-CV)	11.9	%	11.5-14.5
*血小板计数(PLT)	180	10^9/L	100-300
*白细胞计数(WBC)	4.68	10^9/L	3.5-9.5
中性分叶核粒细胞百分率(NEUT%)	47.6	%	40-75
淋巴细胞百分率(LYMPH%)	41.5	%	20-50
单核细胞百分率(MONO%)	9.0	%	3-10
嗜酸性粒细胞百分率(EO%)	1.5	%	0.4-8.0
嗜碱性粒细胞百分率(BASO%)	0.4	%	0-1
原始细胞百分率(BLA%)	/	%	<0
晚幼红细胞	0	/100个细胞	<1
中性分叶核粒细胞绝对值(NEUT#)	2.23	10^9/L	1.8-6.3
淋巴细胞绝对值(LYMPH#)	1.94	10^9/L	1.1-3.2
单核细胞绝对值(MONO#)	0.42	10^9/L	0.1-0.6
嗜酸细胞绝对值(EO#)	0.07	10^9/L	0.02-0.52
嗜碱细胞绝对值(BASO#)	0.02	10^9/L	0.0-0.06

（何明敏）

淋巴瘤患者如何幸福地活着？

4 条抗癌秘诀送上

确诊淋巴瘤后，患者要面对身体和精神上的双重痛苦，被各种糟糕的情绪缠绕着，坏心情将蚕食患者的精力，甚至可能影响到淋巴瘤的康复。因为整体身心状态没有在一个良好的连续状态下，细胞生长的内环境便无法被改善，一有风吹草动，癌症就很可能复发。

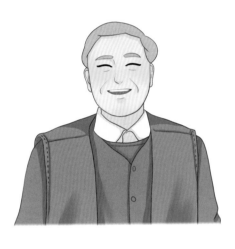

同时，淋巴瘤治疗的过程是漫长且煎熬的，如何让淋巴瘤患者活得更有质量、更幸福，已经成为越来越多患者和家属的心愿。

那如何才能实现这样的愿望呢？以下四点建议可能是非常有用的。

一、学会处理不良情绪

其实，这些不良情绪是人们面对淋巴瘤压力时的正常反应，适当的处理可防止发展为病态，更能够帮助患者以更好的精神状态面对淋巴瘤治疗。我们要学会处理好这些情绪。

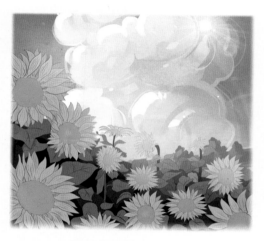

首先，要了解这些情绪的表现，比如患者可能感觉到不堪重负、失去控制、胡思乱想、长时间的悲伤、对曾经喜欢的事情失去兴趣，情绪变化快等。

其次，在处理上，鼓励患者说出自己的感受，家属此时一定要给予支持和理解，并且在谈论相应情绪时需要谨慎；如果患者出现较长时间不良症状时，请寻求专业医生的帮助。

当然，患者家属也应该关心自己的情绪状态，适当调整或寻求专业帮助。

二、做点什么，让自己忙起来

一旦心情变差了，你就很容易什么都不想做，一味沉浸在负面信息中，但这样不会有任何帮助，你必须把负面信息从大脑中赶出去。

这时，你可以做一些事情让自己忙起来，这些事情是能轻松上手的，需要集中注意力的，完成后能让你获得成就感。

1. 每天冥想 15 分钟

冥想能让你体验到更多的积极情绪，让大脑充满创造性与活力。

2. 参加公益活动

你会在这些活动平台上结识新的朋友，大家一起交流，互相帮助，鼓励彼此，在抗癌路上感到不孤单。

3. 培养一两个兴趣爱好

你可能喜欢拍照、唱歌或是做手工，培养兴趣爱好，可以让我们沉浸在自己喜欢的事物中，帮助缓解癌症带来的情绪。

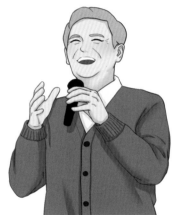

三、重视疲劳、癌痛等治疗副作用

不少淋巴瘤患者和家属都有这样的想法：治疗淋巴瘤当然是以保命为主，疲劳、疼痛这样的副作用虽然很难受，但忍忍吧。

其实，我们建议要重视患者的这些副作用的治疗，原因在于：

（1）"千里之堤毁于蚁穴"，淋巴瘤患者坚强的抗癌信念，可能会因为长时间的副作用影响而不断消磨。

（2）虽然我们擅长于"吃苦耐劳"，但副作用并不能靠忍着而得到完全缓解，规范治疗才是解决副作用的主要方式，以疲劳和癌痛为例：①疲劳——健康人群的疲劳能够通过额外的休息得到缓解，但淋巴瘤患者的疲劳与健康人群的疲劳不同，并不是由于活动或劳累造成，也不会因休息或睡眠而得到完全缓解。②癌痛——不仅会带来疼痛，对于淋巴瘤患者的睡眠、饮食、身体状况、情绪有全面的影响，且有的疼痛可能预示着病情的变化，一味忍耐不及时就诊有可能会贻误病情。

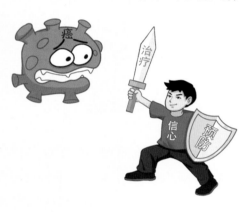

　　只有止住痛才能给患者以希望，才能让患者树立起战胜癌症的信心；也只有止住痛才能让患者正常地进食、适度地活动，增强患者免疫力。

　　淋巴瘤患者应重视治疗副作用，积极对待，配合规范的治疗，淋巴瘤并不是不可战胜的。

四、健康饮食，适度运动

　　淋巴瘤患者应该注意饮食、运动，这已经是个老生常谈的话题，大家已经了解了健康的饮食、适度的运动是帮助患者恢复，降低复发风险的有效方式。

　　综合 CACA 指南和美国癌症研究协会（AICR）的预防癌症建议，

有助于预防复发，推荐大家多关注以下几个方面。

（1）多运动。每周进行至少 150 分钟中等强度的运动，或者 75 分钟高强度的运动，每周进行 2~3 次力量训练。

（2）保持健康体重。BMI 在 18.5~23.9 kg/m^2 的范围内。〔BMI= 体重（kg）÷ 身高^2（m^2）〕。

（3）合理膳食，多吃富含蛋白质、全麦、蔬菜、水果和豆类的饮食。

（4）限制"快餐"和其他高脂肪、淀粉或糖类食品的摄入量。

（5）限制摄入红肉和加工肉类。

（6）限制含糖饮料摄取。

（7）限制酒精摄入，滴酒不沾。

（任柯星）

潜伏在淋巴结上的危机——淋巴瘤

一、病因

导致淋巴瘤的病因到目前尚不十分明确，专家们普遍认为与以下这些因素有关。

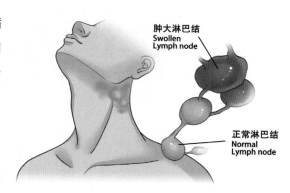

肿大淋巴结
Swollen
Lymph node

正常淋巴结
Normal
Lymph node

（1）病毒感染：EBV 病毒、嗜人 T 淋巴细胞 I 型病毒、人疱疹病毒 8 型等。

（2）细菌感染：胃黏膜相关淋巴组织结外边缘区淋巴（胃 MALT 淋巴瘤）的发生与幽门螺杆菌感染有关。

（3）放射线以及化学物质的污染：放射性物质或某些特定化学物如有机溶剂、除草剂，经常接触易诱发淋巴瘤。

二、淋巴瘤的类型

淋巴瘤是一组较为复杂的疾病。专家们根据其病因、病理、临床特点以及预后转归等因素，将淋巴瘤分为以下两大类。

（1）霍奇金淋巴瘤（HL）：好发于青壮年，通过放化疗后治愈率在 85% 以上。

（2）非霍奇金淋巴瘤（NHL）：任何年龄段均有发病，尤以老年患者居多，男性多于女性，尤以 B 细胞性 NHL 居多。

非霍奇金淋巴瘤分类

（1）T/NK 细胞淋巴瘤，占 NHL20% 左右。

（2）B 细胞性非霍奇金淋巴瘤是一组疾病的总称。包括 20 多种亚型，临床一般分为惰性和侵袭性两大类。

A. 惰性非霍奇金淋巴瘤：疾病进展较慢，传统化疗治疗后较易复发。常见亚型是小淋巴细胞淋巴瘤（又称慢性淋巴细胞白血病）、滤泡性淋巴瘤、边缘区淋巴瘤等。

B. 侵袭性非霍奇金淋巴瘤：疾病病程进展较快，如不及时治疗会危及生命。常见亚型是弥漫大 B 细胞淋巴瘤，套细胞淋巴瘤等。

三、常见症状

（1）淋巴系统症状：起病时一般为外周淋巴结的无痛性肿大。较易发生于颈部、锁骨上以及腹股沟。

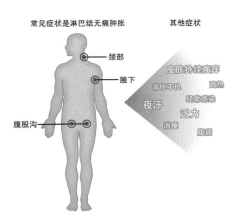

常见症状是淋巴结无痛肿胀　　其他症状

颈部
腋下
腹股沟

皮肤持续瘙痒
消化不良　　高热
夜汗　　经常感染
乏力
消瘦　　腹痛

（2）淋巴结外表现：如侵犯呼吸系统后可导致咳嗽、呼吸困难等症状；消化系统受侵可导致腹痛、肠梗阻、消化道出血等症状；中枢神经系统受侵可导致头痛、视力下降等症状。

（3）全身表现：淋巴瘤患者患病初期，可能仅表现为不规则地发热。随着病情的进展，出现消瘦、盗汗、皮肤瘙痒、乏力等症状，医生常称之为"B症状"。

四、淋巴瘤的检查与诊断

由于淋巴瘤的病理分类很复杂，治疗计划也会有很大区别。所以只有明确了淋巴结的病理检查结果，才能制定相应的治疗计划。对于高度怀疑恶病质部位的淋巴结，进行全部或部分切取，用显微镜观察的方法，是确诊最可靠的诊断方法。

（1）淋巴结活检：将全部或部分切取下来的病灶，用显微镜观察或其他相关方式进行诊断的方法。这是一种简单易行、出血感染机会较少且痛苦轻的微创性操作，也是淋巴瘤诊断最为可靠的方法。

（2）针吸活检：只有在患者体质较弱无法耐受手术活检，且病变较深或组织结构复杂的部位，医生才考虑进行针吸活检。

（3）免疫表型：通过检测切取组织的肿瘤细胞表面不同的抗原表达方式，明确各种淋巴瘤亚型。

五、疾病分期及体能状况自我评估

淋巴瘤的分期

确定淋巴瘤的分期对于预后有着重要的参考价值。

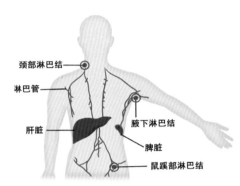

- Ⅰ期：淋巴瘤仅局限在一个区域的淋巴组织。

- Ⅱ期：两处或多处淋巴结受侵，但都位于横膈的一侧。

- Ⅲ期：横膈上下两侧均有淋巴结受累，或脾脏受累。

- Ⅳ期：非淋巴器官（如骨髓、肝、肺等器官）受侵。

临床上一般将Ⅰ、Ⅱ期称为"早期"；Ⅲ、Ⅳ期称为"晚期"。

体能状况自我评分标准

治疗的前提要有充沛的体能，看看自己能得多少分？

评价内容	得分
身体正常，无任何不适	100
能进行正常活动，有轻度不适	90
勉强可进行正常活动，有一些不适	80
生活可自理，但不能维持正常生活或工作	70
有时需人扶助，但大多数时间可自理	60
常需人照顾	50
生活不能自理，需特别照顾	40

六、治疗

在 20 世纪 70 年代末至 90 年代初，化疗是主要的治疗手段。但无论怎样改变治疗方案，治愈率始终停留在 30%~40%。目前，免疫化疗因其卓越的治疗效果和良好的耐受性，已成为国内外淋巴瘤治疗的金标准。放疗只针对有局部巨大包块的患者。因其副作用较大是不可能实现全身性治疗的。造血干细胞移植不是人人都适合的，有其严格的入选标准，也存在治疗风险。对于恶性淋巴瘤是不主张采取手术治疗的。

（1）免疫治疗：全面激发自身免疫机能使自身免疫系统，靶向性的攻击肿瘤细胞。不影响正常细胞生长，避免对正常细胞的破坏，把药物对人体的损害降至最低。

（2）化疗：全身性的发挥药物细胞毒性作用，在杀伤肿瘤细胞时也对人体正常细胞造成影响，且杀伤肿瘤细胞的作用较局限。

（3）造血干细胞移植：造血干细胞是指具有自我复制和自我更新能力的干细胞，可以分化形成各种造血细胞和免疫细胞。造血干细胞移植，泛指将各种来源的正常造血干细胞在患者接受超剂量化（放）疗后，通过静脉输注移植入受体内，以替代原有的病理性造血干细胞，从而使患者正常的造血及免疫功能得以重建。

（4）放疗：利用高能量射线对肿瘤细胞及正常组织器官进行照射，无选择性，通常是淋巴瘤治疗的辅助手段。

七、疗效

肿瘤治疗的疗效分为近期疗效和远期疗效。

（1）近期疗效：可分为完全缓解（CR）、部分缓解（PR）、无变化（NC）和进展（PD），均指的是肿瘤大小的变化。

·完全缓解：所有可见病灶完全消失，至少4周。

·部分缓解：病灶缩小50%以上，且无病灶增大和新病灶发生。时间不少于4周。

·无变化：病灶缩小不超过50%或增大不超过25%。

·进展：1个或多个病灶大小之和增大超过25%，或出现新的病灶。

（2）远期疗效：是指缓解期、生存期、无病生存时间。

·缓解期：是指开始判定完全缓解（或判定部分缓解）起，至肿瘤出现复发的时间。

·生存期：指从开始治疗至死亡的时间或末次随诊时间。

·无病生存时间：指完全缓解患者从开始化疗至开始复发或死亡的时间。

八、自我保健与随访

当结束所有疗程、复查各项指标稳定之后，便意味着已经进入了康复阶段。康复阶段，应该注意以下情况。

（1）密切关注身体状况，做好自查工作，不能因为初步康复而疏忽大意。每天可借洗澡的时间自行检查全身浅表淋巴结，如感觉不适或发现浅表淋巴结肿大时，应及时就诊复查。

（2）定期随访，通常在化疗结束后1~2年内，应每隔2~3个月到医院检查随访一次，第3年开始每半年一次。直至5年后无复发症状和任何不适为宜。

（3）复诊随访，最好选择对自己病情了解的同一位医生或医院进行复诊，以达到治疗的连贯性。

（4）保持心情愉快，增强体质，可进行看书、欣赏音乐、散步、太极拳等和缓的休闲锻炼方式，以身体不感觉乏累为宜。避免跑步、打球等剧烈运动。适当参加社会活动，配合体力的恢复状况，逐步扩大活动范围。

（5）养成良好的生活习惯并做到持之以恒。万不可因为疾病康复便又开始不规律地生活，造成身体严重透支。

（6）康复阶段，可以在医生的指导下食用一些增强机体免疫力的药物，如中药、干扰素等，切忌在没有医生的指导下私自滥用各种所谓滋补药物。

（谢静）

读懂"淋巴结"，尽早发现"淋巴瘤"

淋巴瘤，俗称"淋巴癌"，是发生于淋巴造血系统的恶性肿瘤，根据起源细胞的不同分为两类：一类是非霍奇金淋巴瘤，另一类是霍奇金淋巴瘤。淋巴瘤发病率居血液系统肿瘤的第一位，发病趋于年轻化，男性略高于女性。霍奇金淋巴瘤发病有两个年龄高峰，好发于 15 岁以上青年人及 55 岁以上人群；而非霍奇金淋巴瘤则多见于 60 岁左右的老年人。根据全球疾病负担数据库（GBD 数据库）数据，近 30 年来中国淋巴瘤"年发病率"逐年增高，非霍奇金淋巴瘤增长速度明显增快，霍奇金淋巴瘤增长则稍缓慢。

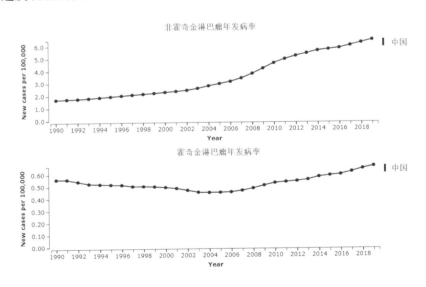

淋巴瘤临床表现无特异性，通常会出现皮下肿块，常见于头颈部、腋窝及腹股沟等部位，为无痛性淋巴结肿大或肿大淋巴结压迫周围

组织，其中 60%~80% 的霍奇金淋巴瘤患者在体表如颈部或锁骨上窝可发现无痛性肿大淋巴结，非霍奇金淋巴瘤在浅表或深部淋巴结肿大也常见。因此，早期识别人体出现肿大的淋巴结是否为异常，在诊断淋巴瘤中具有十分重要的意义。

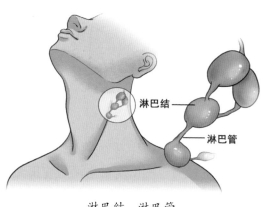

淋巴结、淋巴管

淋巴结是人体重要的免疫器官，同淋巴管、淋巴液、淋巴细胞等组成免疫系统。淋巴组织遍布人体，因此人体任何部位均可发生淋巴瘤。当人体患淋巴瘤时，机体可能出现淋巴结肿大等表现，淋巴免疫细胞识别并杀灭淋巴瘤细胞。淋巴瘤的发病原因目前并不明确。但是，环境污染、接触有毒物质（苯、杀虫剂、除草剂等）、辐射、不良习惯如吸烟、免疫缺陷、遗传倾向、感染（如 EB 病毒、HIV 病毒、幽门螺杆菌）等均可能是潜在的致病因素，影响人体免疫功能丧失正常监控能力，在基因突变异常变异情况下，淋巴细胞或淋巴组织发生恶性病变，不受控制地生长，导致淋巴瘤发生。

淋巴结肿大作为淋巴瘤常见的临床表现，我们应该如何识别呢？

在正常情况下，能触摸到的表浅淋巴结较小，直径约为 0.2~0.5cm 之间，米粒大小，质地柔软，表面光滑，与周围组织无粘连，不容易触及，也无压痛。在体表能触摸的表浅淋巴结区域主要为头颈部淋巴结群、腋窝淋巴结群及腹股沟区淋巴结群。

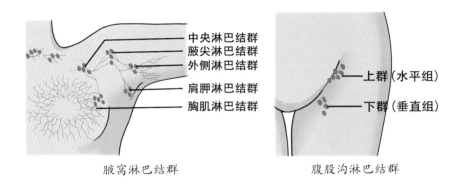

腋窝淋巴结群   腹股沟淋巴结群

    在日常生活中，可多留意以上区域的表浅淋巴结群有无肿大。触摸是自我检查的一种方式，触摸可初步判断淋巴结良恶性质。但淋巴瘤的最终确诊需要进行淋巴结活检病理学诊断，这是诊断淋巴瘤的金标准。自我检查淋巴结以"扪"为主，也就是"滑动触诊"。通常是以"食指、中指、无名指"三根手指并拢，运用指腹，在淋巴结区域进行体表触摸和轻度按压，逐渐上下左右相互滑动，通过指腹感受触诊到淋巴结的大小、质地、边界等性质。

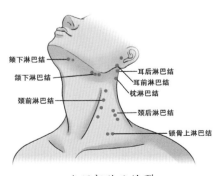

头颈部淋巴结群

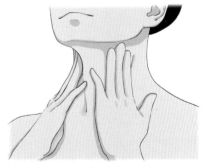

触诊淋巴结手法——滑动触诊

一旦触摸到了淋巴结，可通过参照"额头、鼻尖、口唇"这三个部位的触摸感来判断淋巴结的质地。如果触摸到的皮下淋巴结感觉如碰到额头的皮下抵抗感则为"坚硬"；感觉如碰到鼻尖抵抗感则为"柔韧"；感觉如碰到口唇抵抗感则为"柔软"。

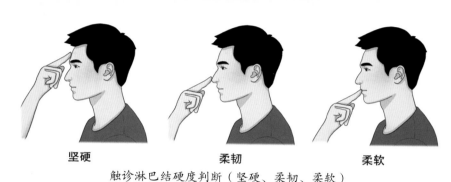

坚硬　　　　　　　　柔韧　　　　　　　　柔软

触诊淋巴结硬度判断（坚硬、柔韧、柔软）

通常危险的、异常的淋巴结，犹如触摸鼻尖或额头皮下的感觉，质地坚韧或偏硬，甚至感觉淋巴结表面不光滑，活动度差，无疼痛感或不明显，与周围组织有粘连牵拉感，这样的淋巴结常常提示为恶性。相反，炎症性疾病出现时的反应性淋巴结增生，随着炎症的好转而恢复正常，触诊到的淋巴结常常具有疼痛感，活动度比较好。良恶性淋巴结的鉴别要点可参考。如果自我检查发现了异常的，危险的淋巴结，应该及时就诊血液内科，寻求专业的诊断。

淋巴瘤可以治愈吗？面对这样的问题，大多数人常认为淋巴瘤是不治之症，一旦发生，无药可治。其实，与其他系统恶性肿瘤相比较，霍奇金淋巴瘤对化疗及放疗比较敏感，约有90%左右的霍奇金淋巴瘤患者经治疗可获得5年无复发的临床治愈，10年生存率达到63.9%；非霍奇金淋巴瘤患者的10年生存率为64.5%。淋巴瘤除了化疗以外，单抗、免疫调节剂、免疫检查点抑制剂、靶向治疗药物如 BTK 抑制剂的应用，均可影响和改善患者的免疫功能，增强抗癌效果，使淋巴瘤患者获益。

良恶性淋巴结的特点

淋巴结性质	良性	恶性
疼痛	多有红肿热痛	通常无痛感
质地	柔软	中等或偏硬
活动度	触摸时可自由移动	比较难推动
边界	明显，与周围组织无粘连	模糊，与周围组织有粘连感
形状	多为长条形	长短径差异不大
大小	不会持续增大	直径多＞2cm，逐渐增大

淋巴瘤无确定的预防方法，但是避免接触一些致癌高危因素，保持良好的生活习惯，可降低淋巴瘤的发生风险。因此，需要引起重视，我们应该做到以下几点，降低疾病发生。

（1）远离化学致癌物，避免辐射。

（2）预防感染，避免细菌和病毒潜伏体内引发感染，积极治疗慢性感染性疾病。

（3）养成良好的生活习惯，健康饮食，戒烟戒酒，加强身体锻炼，提高身体的免疫力与抗病能力。

（4）避免负面情绪压抑、过度劳累等情况对机体的持续性刺激。

（5）注意皮肤清洁，避免不必要的损伤或刺激，密切注意浅表部位淋巴结，一旦触摸到危险异常的淋巴结，及时就诊。

（6）如果家族成员中有恶性肿瘤患者，更应该高度警惕出现的淋巴结肿大，及时就诊。

（陈斗佳）

不叫癌的癌，认识淋巴瘤

早在 2004 年，世界卫生组织和国际淋巴瘤联盟，共同将每年的 9 月 15 日确定为"世界淋巴瘤日"，淋巴瘤发病率逐年升高，已经跻身我国常见十大恶性癌症之一。我国淋巴瘤患者也在以每年 6~8 万人的数量递增。

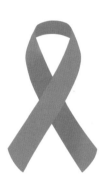

世界淋巴瘤日
9月15日

一、什么是淋巴瘤？

淋巴细胞是人体的健康卫士，抵抗外来细菌、病毒等入侵，清除机体内衰老坏死的细胞，维护机体内环境的"整洁有序"。淋巴细胞是一个"多民族大家庭"，至少有三大谱系。从胸腺发育而来的淋巴细胞称为 T 细胞；从骨髓发育而来的淋巴细胞称为 B 细胞；还有一些细胞是"天然杀手"，称为 NK 细胞。

淋巴细胞的天性就是永无休止地战斗，几乎遍布全身的淋巴结和淋巴组织就是它们的战场。因此，从我们出生到死亡，这两大主战场上就充斥着激烈的厮杀。如此惨烈的环境和高强度的工作压力，淋巴细胞发生质变也就不足为奇了。淋巴细胞发生了恶变即称为淋巴瘤。淋巴瘤分为非霍奇金淋巴瘤（NHL）和霍奇金淋巴瘤（HL）两大类。临床上以无痛性淋巴结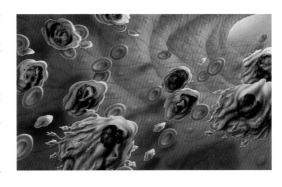

肿大最为典型，肝脾常肿大，晚期有恶病质、发热及贫血等症状。

二、淋巴瘤发病机制

淋巴瘤发病的可能机理为在遗传性或获得性免疫障碍的情况下，淋巴细胞长期受到外源性或内源性抗原的刺激，导致增殖反应，由于T抑制细胞的缺失或功能障碍，淋巴细胞对抗原刺激的增殖反应失去正常的反馈控制，因而出现无限制的增殖，最后导致淋巴瘤的发生。外界因素包括以下几个方面。

1.物理病因

淋巴瘤的发病率不仅与吸收辐射的剂量有关，还与受辐射时的年龄有关，25岁以下受辐射的人群，淋巴瘤的发病率比其他人群高。

2. 环境污染

化学致癌物的种类中的烷化剂、多环芳烃类化合物、芳香胺类化合物与恶性淋巴瘤的发病有一定的联系。环磷酰胺、甲基苄肼、左旋苯丙氨酸氮芥引起恶性淋巴瘤均有报道。

3. 免疫因素

恶性淋巴瘤是免疫系统恶性肿瘤，免疫缺陷是恶性淋巴瘤的重要原因之一。正常情况下，人体的免疫系统具有免疫监视功能，对体内发生突变或癌变的细胞能起到清除的作用。免疫缺陷病人容易发生机会感染，特别是病毒感染。

4. 遗传因素

遗传因素与恶性淋巴瘤的病因具有相关性，有时可见明显的家族聚集性，如兄弟姐妹可先后或同时患恶性淋巴瘤。

5. 病毒病因

病毒是肿瘤病因学研究的一个重要方向。就目前研究的状况来看，与恶性淋巴瘤关系比较密切的病毒有 EB 病毒、人类嗜 T 淋巴细胞病毒、人类嗜 B 淋巴细胞病毒。

三、淋巴瘤症状

（1）淋巴结肿大　无痛性进行性淋巴结肿大或局部包块是淋巴瘤的共同的临床表现。如果是恶性淋巴瘤，一般以淋巴结肿大为首发症状，特别是浅表淋巴结肿大为首发症状占到70%，淋巴结呈无痛性、表面光滑、活动、摸起来质韧、

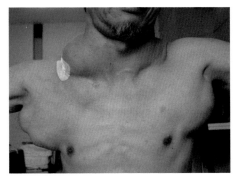

淋巴结肿大

饱满、均匀，早期可以活动，孤立或者散存在颈部、腋下、腹股沟等浅表淋巴结处，早期时不痛不痒，因此常被人忽略。晚期的淋巴结可以互相融合，与皮肤粘连、固定或者形成溃疡。

（2）淋巴结外器官受累　如果发生在腹膜后，或者肠系膜的肿大淋巴结，可以融合成团块，并且伴有疼痛，体检的时候可以扪及到腹部包块，腹膜后的淋巴结受侵容易发生全身发热的症状。发生在胃肠道的恶性淋巴瘤早期可能没有任何的症状，随着病情的进展，可有上腹不适等消化不良的症状，包括呕血、黑便，可以摸到上腹部的包块并伴有贫血、消瘦等。约20%的非霍奇金淋巴瘤患者在晚期累及骨髓，发展成淋巴瘤白血病。

（3）全身症状　发热、盗汗、瘙痒、消瘦等。

（4）其他　带状疱疹、饮酒后淋巴结疼痛等。

四、实验室检查和特殊检查

1. 血液和骨髓检查

2. 生化检查

3. 影像学检查（B 超、CT、MRI 及 PET/CT）

可帮助确定受累部位（肝脾、淋巴结、纵隔、肺），准确分期，其中 PET/CT 是一种根据生化影像进行定性定位的诊断方法，可显示淋巴瘤病灶及部位，是评价淋巴瘤疗效的重要指标。

4. 病理学检查

活检、穿刺是确诊淋巴瘤的主要依据，结合免疫组化、染色体检查进一步分型。

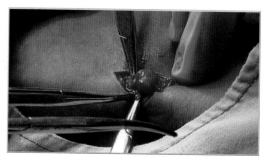

淋巴结活检

五、临床分期

据淋巴瘤病变范围，Ann Arbor 分期系统将 HL 分为 Ⅰ～Ⅳ期。此分期 NHL 也参照使用。

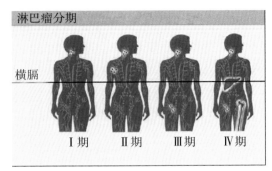

淋巴瘤临床分期

Ⅰ期：单个淋巴结区（Ⅰ）域/局灶性单个结外器官（IE）受累。

Ⅱ期：膈肌同侧的两组或多组淋巴结受侵犯（Ⅱ）或局灶性单个结外器官及其区域淋巴结受侵犯，伴或不伴横膈同侧其他淋巴结区域受侵犯（ⅡE）。

Ⅲ期：横膈上下淋巴结区域同时受侵犯（Ⅲ），可伴有局灶性相关结外器官受累（ⅢE）。脾器官受累（ⅢS）或两者均有受累ⅢSE。

Ⅳ期：结外器官广泛性或播散性侵犯淋巴结不一定大，肝、骨髓、肺、骨等受累均属Ⅳ期。

分期记录符号：E：结外；X：直径 10cm 以上的巨块；M：骨髓；S：脾脏；H：肝脏；O：骨骼；D：皮肤；P：胸膜；L：肺。

六、按全身症状分 A、B 两组

（1）不明原因发热大于 38℃。

（2）盗汗。

（3）半年内体重下降 10% 以上。

A 组：无上述症状。　　B 组：有上述症状之一。

七、鉴别诊断

1. 其他淋巴结肿大的疾病

炎症性、恶性肿瘤转移、淋巴结核等。

2. 发热为主的淋巴瘤

结核病、脓毒血症、结缔组织病等。

3. 结外淋巴瘤

与相应器官恶性肿瘤。

4.R-S 细胞

R-S 细胞非 HL 独有，可见于传染性单核细胞增多症、结缔组织病等。

八、确诊淋巴瘤后如何治疗？

按照《世界卫生组织淋巴系统肿瘤病理分类标准》，目前已知淋巴瘤有近70种病理类型，可分为霍奇金淋巴瘤和非霍奇金淋巴瘤两大类。不同类型的淋巴瘤恶性程度差别很大，大致可分为：惰性、侵袭性和高度侵袭性。由于部分临床表现不典型、病理类型罕见，有些淋巴瘤患者早期难以诊断，往往会延误治疗，甚至危及生命。因此，在有经验的淋巴癌专科医生指导下，规范化个体化治疗是淋巴瘤诊治的关键。目前治疗方式有化疗、放疗、生物治疗、靶向治疗、造血干细胞移植、手术、细胞免疫治疗（CAR-T技术）等多种综合治疗手段。由于淋巴瘤的病理分类非常多，每一类的治疗方式和预后完全不同，因此需要采取不同的治疗策略。

九、淋巴瘤患者在日常生活中应该如何做呢？

1. 淋巴瘤患者如何预防感染

（1）平时维持良好卫生习惯，饭前便后以肥皂充分洗手，饭后睡前刷牙漱口。

（2）避免与感冒、咳嗽者接触。

（3）随时注意体温及身体的变化，如有发烧体温大于38℃、畏寒或呼吸急促，请立刻治疗。

（4）摄取足够营养食物，避免食用未煮熟的食物，例如生鱼片或生菜沙拉，治疗后 7~14 天尽量减少吃水果（包含现榨果汁），可用密封包装果汁代替。

（5）注意保暖以防感冒。

2. 合理饮食有助康复

俗话说"三分治七分养"，饮食调理是淋巴瘤康复中的重要一环。淋巴瘤患者除了要注意平衡营养外，还应做到不吃或少吃可能致癌成分的食品，如油炸、烧烤、烟熏及盐腌的食品，同时可以多吃含有抗癌成分的新鲜蔬菜和水果。

3. 积极锻炼有益身心

生命需要运动，淋巴瘤患者也需要休息和安静。运动不可过量，过量有害健康。淋巴瘤患者在康复期间，坚持参加适度的锻炼，不仅可以提高身体素质，同时也能改善心理状态。

4. 坚持随访很重要

（1）治疗结束后进行定期随访，不仅能够及时发现肿瘤的复发或转移，并给予及时合理的治疗，使其得到较好的控制；还能及时疏导患者不良情绪，使癌症治疗的"后遗症"减少至最少。

（2）淋巴瘤和其他的恶性肿瘤一样，在治疗后仍然存在复发和转移可能。绝大部分的复发和转移发生在 5 年内，所以在治疗后的头 5 年，一定要定期随访，这样才能及早地发现转移和复发。

所以，淋巴瘤并不是想象中那么的可怕，只要能够及早发现，积极配合医生，病情可以在很大程度上得到控制，在积极有效的治疗下也可以延长生命，提高生活质量。

（王梦婷）

装修与白血病有关吗？

现在大家的环保意识越来越强，生活中可能引发健康问题的事件受到大家的关注，尤其装修与白血病是否存在相关性是很多人关心的问题。今天和血液专家探讨一下装修与血液系统疾病的关系。

一提到装修，很多人都会想到白血病。"新房入住后，孩子得了白血病""新装修学校引发集体白血病事件"等事件层出不穷。因此，很多人把装修和白血病画上了等号。实际上，这都是误区。

问：什么是白血病呢？

答：首先，我们需要知道白血病的定义。白血病是一类造血干祖细胞的恶性克隆性疾病。简单说，我们把骨髓比喻成庄稼地，造血干细胞比喻成粮食种子。正常情况下，粮食种子在庄稼地生长，可以产出足够多的粮食让人体吃饱饭。白血病患者大多数情况下是种子不能正常生长发育，生产出来的粮食让人体吃不饱饭，因此才会出现红细胞、白细胞、血小板减少的情况。

问：白血病产生的原因是什么？

答：目前人类白血病的病因尚不完全清楚，可能与几个因素有关。第一个是生物因素，包括病毒感染和免疫功能异常，某些自身免疫性疾病患者患白血病的风险较高。第二个是物理因素，比如工作接触放射线，大面积或大剂量辐射可能引起 DNA 突变、断裂或重排，导致白血病的发生。第三个是化学因素，多年接触苯以及含苯的有机溶剂与白血病发生有关。为什么很多人认为白血病与装修有关？就是因为装修产生的各种装修污染物，可能释放一些化学物质，引发白血病。

问：可能引发白血病的化学物质有哪些？

答：苯是明确引起白血病的有毒物质之一。苯被应用于溶解性涂料、油漆及各种黏胶中，它引起的毒性比甲醛厉害得多，但却不像甲醛那样为人熟知。其次是甲醛，它也是一种有特殊刺激气味的无色气体，对人眼、鼻等有刺激作用。甲醛广泛用来制造板材黏合剂，包括室内装修和家具常用的高密度纤维板、胶合板、大芯板、复合地板、皮革、地毯、涂料。装修中还有一种物质，总挥发含有有机化合物，主要来自水性涂料、地毯、胶黏剂、油漆等装饰装修材料中，可以表现出毒性和刺激性，引起机体免疫机能失衡，甚至影响中枢神经系统。

问：装修中出现的有害化学物我们应该如何应对呢？

答：装修产生的某些污染物可能与白血病的发病有关，但是并非所有的装修一定会发生白血病。值得注意的是，装修过程中产生的有害气体是缓慢逐渐释放的，并不一定是装修刚刚结束时最高，有可能出现在以后数年的时间。一般认为有害气体会随着时间的进程逐渐减弱，但是甲醛完全挥发一般需要 3~15 年时间，苯需要 3 年左右，氨也需要 1~3 年的时间，甚至有些房屋装修后数年仍处于污染物超标的状态。因此，降低装修污染物的危害，通风是关键，同时还要注意温度和湿度。

问：生活中还有哪些需要引起我们关注的地方呢？

答：除了室内装修，汽车内饰可能会产生装修污染物，甚至有些儿童玩具、衣物服饰等，也有可能释放有毒有害气体，这些都需要引起我们的注意。

问：白血病是一种恶性肿瘤，有什么可以预防或者预警的信息吗？

答：在疾病早期，白血病也是有迹可循的。最常见的白血病早期表现有四种。发热、出血、贫血和骨骼疼痛。发热多由感染造成。白血病患者血中白细胞增多，引起正常细胞数量下降或功能异常，导致机体抵抗力下降，不能防御外来病原体的入侵，因此发生感染，并表现出发热等症状。贫血可能出现心悸、乏力、头晕、食欲和睡眠差脏器功能缺血、缺氧的症状。出血多因为血小板减少，表现为皮肤黏膜的出血，如皮肤出血点、瘀斑，也可以表现为脏器的出血，如黑便、呕血等。血小板降低的同时伴随发热、贫血等症状时，有可能是白血病的信号。骨骼疼痛主要是出现转移（医学术语称之为浸润）。当恶性细胞侵犯到其他脏器和组织时，就会造成骨骼疼痛、肝脾肿大等。当然，并非所有的发热、出血、贫血都是白血病造成的，更常见的原因是普通的炎症或其他良性疾病，一旦疾病被控制住，指标也会随之恢复正常。因此，一旦出现可疑症状，一定要及时就医，让专业人士帮忙判断。

（李鑫）

NK/T 细胞淋巴瘤

1. 什么是 NK-T 细胞淋巴瘤?

NK-T 细胞淋巴瘤是非霍奇金淋巴瘤中的一种类型,常累及鼻区(鼻腔及其周围组织,包括鼻旁窦、鼻咽、口咽、硬腭等上呼吸道部位)和鼻区以外的结外部位(皮肤、胃肠道、性腺、肺、肝脾等)。

该肿瘤在欧美国家极少见,而在中国和亚洲较多见,占非霍奇金淋巴瘤的 5%~20%,与 EB 病毒感染密切相关,呈高度侵袭性。

发病的高峰年龄在 40 岁前后,男女之比约为 4:1。

2.NK-T 细胞淋巴瘤有哪些表现?

NK-T 细胞淋巴瘤几乎总是累及结外部位,鼻腔是最好发的典型

发病部位,其次是口腔腭部及鼻咽、鼻窦,也可累及外鼻。约 2/3 的病例发生于中线面部,1/3 发生于其他器官和组织,如皮肤、软组织、胃肠道和

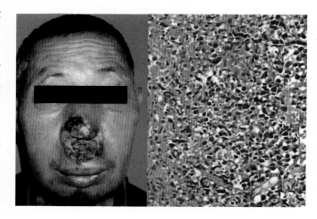

附睾等。

主要症状有顽固性鼻塞、鼻出血、分泌物增加和鼻面部肿胀等。病变局部黏膜形成溃疡、肉芽样新生物及骨质破坏，如鼻中隔或硬腭穿孔等。晚期可发生播散，累及多处结外器官或组织。

超过 80% 的 NK-T 细胞淋巴瘤发生在鼻、鼻咽、口咽、韦氏环和上呼吸消化道部分位置，临床上将其称为鼻型 NK-T 细胞淋巴瘤；约 10%~20% 的淋巴瘤发生在非鼻腔部位，如皮肤、睾丸、胃肠道、肌肉和唾液腺等，称为非鼻型 NK-T 细胞淋巴瘤。

分期方面，约 70%~90% 的患者为 Ⅰ 期或 Ⅱ 期淋巴瘤。整体来说 NK-T 细胞淋巴瘤是一种危及生命的疾病，其特征为免疫系统过度刺激导致全身炎症和多器官衰竭。

3.NK-T 细胞淋巴瘤如何治疗?

随着治疗手段的不断进步和规范，临床疗效已得到极大改善。根据疾病分期，治疗方案有所不同。

放射治疗是临床 Ⅰ 期患者首选的治疗方法，近期疗效较好，但易复发。配合化疗，可减少或延缓复发。

预后与临床分期有关，临床 Ⅰ、Ⅱ 期患者的 5 年生存率为 50%、70%，Ⅲ 期和Ⅳ期患者的 5 年生存率为 17%。骨髓受累提示预后不良。

4. 具体预防方法。

（1）注意饮食习惯，多食用水果和蔬菜，如苹果、卷心菜等。

（2）加强自身锻炼，进行体能训练，做到每日有氧运动，如慢跑等。

（3）增强免疫力，加强抵御疾病的能力。

（4）对于高龄的患者，家属密切关注患者的鼻部以及是否出现发热，面部异常等情况，也要注意患者是否有情绪变化（如烦躁、易怒等）。

（5）密切关注自身的身体状况，若出现鼻塞带血或者出现面部和鼻部感觉异常应及时去医院就诊，以防危害自身生命安全。

（许书倩）

认识淋巴造血系统肿瘤

1. 什么是淋巴造血系统肿瘤?

淋巴造血系统肿瘤起源于淋巴造血系统的恶性肿瘤,常见有各种急慢性白血病、霍奇金淋巴瘤、骨髓增生异常综合征等。致病原因暂不明确,可能是基因异常导致,也可能是后天受到病毒感染、环境污染以及物理因素的影响而导致。

2. 淋巴造血系统肿瘤都会生长在哪儿呢?

淋巴瘤是淋巴造血系统的恶性肿瘤,全身各个部位都可以累及,一般情况下,首先是无痛性的淋巴结肿大。这里包括浅表或深部的淋巴结,后面随着病情的进展,可能会侵犯到结外的组织,常见的比如肝、脾、骨、骨髓、肺、胃肠道等,并且引起相应的症状,还有一些是以皮肤受累为首发表现的,除此以外还有部分以中枢神经系统症状为主要表现。

3. 哪些症状是淋巴造血系统肿瘤的前兆?

淋巴瘤属于一种全身性的疾病,也是造血系统的一种恶性肿瘤。淋巴瘤的主要症状也就是前兆可能有:①全身淋巴结肿大,主要以颈部为主,其次是腋窝、腹股沟,晚期可以累及纵隔以及腹腔其他部位淋巴结；②脾肿大；③造血系统的问题，比如贫血相，还有骨髓受累，晚期可以出现溶血性贫血；④消化系统的问题，造成吸收不良、腹泻等等；⑤心血管系统，导致渗出性心包炎等；⑥肝损坏；⑦出现骨转移，导致骨痛或者病理性骨折；⑧肾脏受累；⑨肺部浸润；⑩可能有全身症状，主要是发热、盗汗、瘙痒等等。

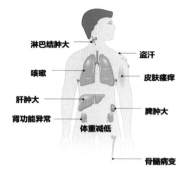

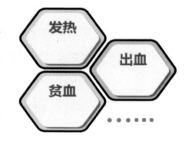

4. 淋巴造血系统肿瘤是怎么引起的呢？

淋巴造血系统肿瘤可能是由饮食原因、遗传因素等因素造成。

（1）饮食原因：年轻人的饮食习惯与过去相比发生了很大变化，一些不良的变化可能会导致身体免疫力下降，从而诱发淋巴造血系统肿瘤。例如长时间吃酸性食物会使血清变酸并导致疾病。

（2）遗传因素：如果父母中的一方患有这种疾病，那么儿童的患病率要高于其他人。这种发病机制主要与遗传有关，在日常生活中需要更加重视。

建议淋巴造血系统肿瘤患者不要长时间暴露在阳光下，应该使用防晒霜或者遮阳伞来预防病情的发生。

5. 淋巴造血系统肿瘤怎么治疗呢?

如确诊造血系统肿瘤,应该积极治疗,治疗以化疗和放疗为主。

(1)急慢性白血病:主要因生物因素、化学因素、生理因素、遗传因素导致,需防止感染、控制出血、纠正贫血、预防高尿酸肾病。急性白血病的患者可使用硫酸长春新碱、门冬酰胺酶等药物进行治疗,对于慢性白血病患者也可使用甲氨蝶呤、地西他滨等药物进行治疗。

(2)霍奇金淋巴瘤:本病有 4 种类型,分别是淋巴细胞型、结节硬化型、淋巴细胞耗竭型和混合细胞型。其中,较为常见的类型为混合细胞型,常见症状为淋巴结肿大、瘙痒、发热、消瘦、淋巴结相应器官功能障碍。放疗、化疗是霍奇金淋巴瘤治疗首选方法,治愈率较高。

(3)骨髓增生异常综合征:病因尚不明确,该病治疗以改善造血、提高生活质量以及减缓病情发展为主,可使用司坦唑醇、达那唑、十一酸睾酮等药物进行治疗,还可使用重组人红细胞生成素进行治疗,必要时也可进行异基因造血干细胞移植。

除了以上情况外,还包括多发性骨髓瘤,多与电离辐射、慢性抗原刺激、遗传因素有关,化疗是治疗该疾病的主要治疗方法,可使用美法仑片、环磷酰胺等药物进行治疗。

(袁妹妹)

认识套细胞淋巴瘤

一、什么是套细胞淋巴瘤?

套细胞淋巴瘤（MCL）是一种起源于淋巴结套区的 B 细胞淋巴瘤，在非霍奇金淋巴瘤中占比 6%~8%。中位发病多为 60 岁左右老年男性群体，症状表现为淋巴结肿大、脾肿大、骨髓或外周血受累等。

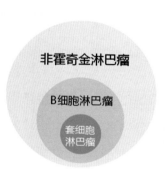

二、套细胞淋巴瘤有哪些分型?

（1）原位套细胞肿瘤: 多数在偶然情况下被发现, 很少出现进展, 有时与其他淋巴瘤共存。

（2）经典型套细胞淋巴瘤: 在 MCL 中占比较高, 约为 78%。其中, 85%~90% 经典型套细胞淋巴瘤患者呈现侵袭性病程, 其他患者呈现惰性、慢性病程。

（3）白血病性非淋巴结型套细胞淋巴瘤: 多数临床呈惰性表现。

三、套细胞淋巴瘤患者通常具有哪些临床特点？

1. 侵袭性

套细胞淋巴瘤侵袭性特征主要表现为生长迅速、症状明显，患者生存期约 3~4 年。侵袭性套细胞淋巴瘤对于化疗较为敏感，很多患者接受化疗之后，病情得到快速控制，甚至达到治愈效果。

2. 惰性

少数套细胞淋巴瘤具有发展缓慢这一惰性特征，此类患者生存期可达 5~10 年，甚至更长。但惰性套细胞淋巴瘤对化疗、放疗敏感度较低，故难以治愈。

四、套细胞淋巴瘤患者发病和诊疗史

发病→发热→腹痛→体重下降→头痛 / 恶心→贫血和盗汗→皮肤不适→淋巴结肿大→医院检查→确诊→治疗。

检查项目包括：病史和体格检查、ECOG 体能状态评分、发热、盗汗、体重变化、血常规，肝肾功能，血 LDH、β2- 微球蛋白、HBV、HIV 病毒等相关检测以及相关影像学检查。

五、套细胞淋巴瘤患者生存状况如何？

绝大多数套细胞淋巴瘤具有侵袭性强、易复发、预后差等特点，随着复发次数的增加，患者生存时间越来越短。所以，套细胞淋巴瘤是生存结局最差的恶性 B 细胞淋巴瘤之一。

以中位总生存期（OS）患者为例，首次复发 MCL 患者生存周期约为 41.1 个月，二次复发时约为 25.2 个月；三次复发 14.4 个月；多线复发后仅为 8.6 个月。

再以中位无进展生存期（PFS）患者为例：首次复发 MCL 的 PFS 为 14.0 个月；二次复发后的 PFS 仅为 6.5 个月。

六、套细胞淋巴瘤如何分期？

按照 Lugano 修订的 AnnArbor 分期系统对将经典型套细胞淋巴瘤进行以下分期。

（1）Ⅰ期：一个淋巴结区或一个器官。

（2）Ⅱ期：横膈同侧的两个或两个以上的淋巴结区。

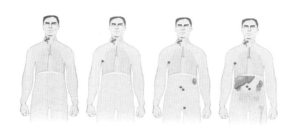

（3）Ⅲ期：两个或两个以上的淋巴结受累，分别位于横膈上下。

（4）Ⅳ期：广泛分布于淋巴结和 / 或身体其他部位。

七、确诊套细胞淋巴瘤后需要立即开始治疗吗？

（1）多数局限的原位套细胞肿瘤不需要治疗，但需要临床定期随诊。

（2）白血病性非淋巴结型套细胞淋巴瘤临床多表现为惰性。如果患者无症状且无治疗指征，可首先观察等待；但在此期间内，应密切随访，中位至治疗时间 2~3 年。

（3）绝大多数经典型套细胞淋巴瘤应在诊断后立即开始治疗，仅有极少早期局限型患者可进行观察等待。

八、套细胞淋巴瘤如何评估预后分层？

目前，主要采用简易套细胞淋巴瘤国际预后评分系统（MIPI）和 MIPI-c 进行预后分层，具体分层方法如下图所示。

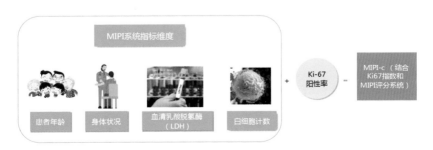

九、预后分层不同的患者，生存率有何不同？

患者预后分层不同，其生存率呈现出以下差异。

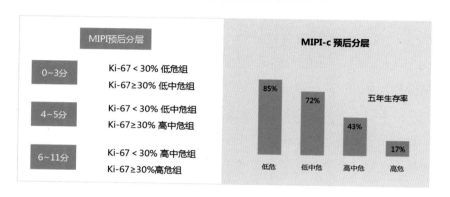

十、套细胞淋巴瘤患者的高危因素有哪些？

（1）早期局限性套细胞淋巴瘤： Ki-67 > 30%、TP53 突变 / 缺失、母细胞或多形性淋巴瘤。

（2）中晚期套细胞淋巴瘤：TP53/ 缺失、CDNK2A 缺失、MIPI-c 高危组。

（3）复发 / 难治套细胞淋巴瘤：TP53 突变 / 缺失、CDKN2A 缺失、Ki-67 > 50%。

十一、套细胞淋巴瘤有哪些治疗方法?

（1）免疫化疗：免疫疗法联合化疗，包括 CD20 单抗、化疗药物、免疫调节剂、蛋白酶体抑制剂等。

（2）靶向治疗：包括小分子靶点抑制剂等。

（3）单纯受累野放疗（IRST）：局限的残留病灶时可考虑应用。

（4）造血干细胞移植：可帮助患者达到深度缓解。

十二、MCL 患者多采用联合治疗方案

1. 初始治疗阶段

年轻可耐受化疗的患者建议使用含阿糖胞苷的大剂量化疗，联合使用靶向药物提高缓解深度，考虑进行 ASCT 及维持治疗延长缓解时间；不适合接受毒性较大的强化化疗或 ASCT 治疗的患者可以考虑选择标准化疗或靶向治疗；对于少数非肿块型且不伴不良预后因素的早期患者来说，可观察等待或先行免疫化疗。

2. 维持治疗阶段

在诱导化疗后，采用利妥昔单抗维持治疗 2~3 年，可使患者生存质量获得进一步改善。目前，正在探索 BTK 抑制剂的维持治疗效果。

3. 复发治疗阶段

复发患者通常采用与之前治疗方案无交叉耐药的治疗，如条件允许，可考虑使用新药进行联合化疗。

十三、MCL 的治疗流程

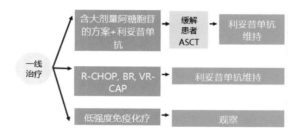

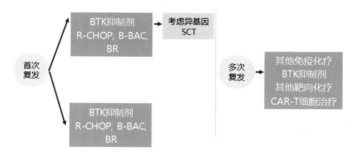

十四、完成治疗后，如何安排随诊计划?

（1）完成治疗后的前 2 年

每隔 3 个月，进行一次随访及生化检查；每隔 6 个月，进行一次 CT 检查。

（2）完成治疗后第 3~5 年

每隔 6 个月，进行一次随访；每隔 12 个月，进行一次 CT 检查。

（3）完成治疗 5 年后

每年进行一次随访，出现不良症状时，立即就医检查。

十五、得了套细胞淋巴瘤，还能像正常人一样生活吗?

可以的！只要患者积极接受治疗，疾病稳定状态下在日常生活中适度锻炼、科学饮食，并以积极乐观的心态回归正常工作生活当中，就可以像正常人一样生活。

（景红梅）